经方里证

胡希恕经方医学

马家驹 著

全国百佳图书出版单位
中国中医药出版社
·北 京·

图书在版编目（CIP）数据

胡希恕经方医学：经方里证 / 马家驹著 . —北京：
中国中医药出版社，2023.7（2024.1重印）
ISBN 978-7-5132-8180-5

Ⅰ.①胡… Ⅱ.①马… Ⅲ.①经方－临床应用 Ⅳ.
① R289.2

中国国家版本馆 CIP 数据核字（2023）第 089833 号

中国中医药出版社出版
北京经济技术开发区科创十三街 31 号院二区 8 号楼
邮政编码　100176
传真　010-64405721
万卷书坊印刷（天津）有限公司印刷
各地新华书店经销

开本 710×1000　1/16　印张 13.5　字数 178 千字
2023 年 7 月第 1 版　2024 年 1 月第 2 次印刷
书号　ISBN 978－7－5132－8180－5

定价　58.00 元
网址　www.cptcm.com

服 务 热 线　010-64405510
购 书 热 线　010-89535836
维 权 打 假　010-64405753

微信服务号　zgzyycbs
微商城网址　https://kdt.im/LIdUGr
官 方 微 博　http://e.weibo.com/cptcm
天猫旗舰店网址　https://zgzyycbs.tmall.com

如有印装质量问题请与本社出版部联系（010-64405510）

作者简介

马家驹，副主任医师，博士，毕业于北京中医药大学，工作于首都医科大学附属北京中医医院。北京中医医院首届优秀青年中医师，北京中医药薪火传承3+3工程——胡希恕名家研究室成员。长期跟随首都国医名师冯世纶教授学习经方临证，致力于胡希恕经方学术传承与临床，著有《胡希恕经方医学：六经入门讲记》《胡希恕经方医学：经方表证》，主编《走近胡希恕》等。

本书简介

一句话介绍：

通过 2 个诊断标准、3 个治法、4 个核心主药，深入浅出地、有体系地学习《伤寒论》阳明病篇。

作者致力于胡希恕经方医学的传承与临床，长期主讲胡希恕经方医学课程，内容干货满满，深受广大学员好评。作者经过长期不断的思考总结，打破条文顺序，将条文、方证按照胡希恕经方医学体系重新归纳，将条文看作医圣张仲景的医案，解读其背后的临床思维。探求经方实质，凝练六经的诊断标准，提出经方辨治六步法，并通过图表、思维导图等形式帮助理解，厘清仲景的临床思维，构建完整的经方六经辨证体系。

作者强调，掌握 2 个病性、3 个病位的诊断标准，就能掌握六经辨治体系。阳明病是里阳证，从八纲角度来看，即里证＋阳证。通过 2 个诊断标准、3 个治法、4 个核心主药，即可有体系地学习阳明病。

本书内容浅显易懂，深入浅出，甚至对于中医爱好者而言，都是一本能够学好经方、学好《伤寒论》的入门书。本书对学习经方、学习六经辨证、掌握张仲景阳明病临床思维，具有极大帮助。

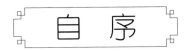

自　序

　　从病位而言，世间疾病只有三种，表证、里证、半表半里证；从病性而言，世间疾病只有阴证与阳证。病位、病性构成诊断（证），即三个病位各有阴证、阳证，分别是表阳证、表阴证、里阳证、里阴证、半表半里阳证、半表半里阴证，仲景分别称之为太阳病、少阴病、阳明病、太阴病、少阳病、厥阴病。

　　六经来自八纲，六经的本质是三个病位、两个病性构成的六个诊断、六个证。辨六经就是辨三个病位、两个病性的过程。《医宗金鉴》认为："漫言变化千般状，不外阴阳表里间。"其实就是在告诉我们，辨三个病位、两个病性，是六经辨证的基础。

　　六经虽然体系简单，却是一个完整的理论体系，世间疾病，都可纳入六经辨证体系，故曰"六经钤百病"。后人尊仲景为医圣，不在于《伤寒论》的113方和398条，而是仲景通过《伤寒论》的113方和398条，给我们构建了一个完整的六经辨治体系。

　　表证的治法是汗法，具体药物是麻黄、桂枝、葛根、生姜、葱白，核心方证是以麻黄、桂枝为主构成的麻黄汤、桂枝汤，陷入于阴证，再加温阳扶正的附子，所以表证方证相对少，治疗相对简单。半表半里虽然症状复杂，但方证不多，以柴胡剂为核心。三个病位中，里证的方证其实是最多的。

1

阳明病是里阳证，是病位在里的阳证，诊断很简单，掌握里证和阳证的诊断标准即可。阳明病的治法是吐、下、清，核心药物分别是大黄、生石膏、芩连柏、栀子。围绕三个治法、四个核心主药，可以构建起完整的仲景辨治阳明病的体系。

读伤寒，学仲景，用经方，辨六经。

三病位，表里半，两病性，别阴阳。

病万千，证简单，六诊断，八治法。

重体系，整体观，辨方证，是尖端。

马家驹

2023 年 3 月 1 日

目　录

第1节　经方不是方，而是六经辨治体系

　　经方不是方，而是一个体系，是医圣张仲景通过《伤寒论》的398条、113方给我们构建的六经辨治体系。经方是中医的一个学术流派，有着完整的理论体系，就是六经辨证，强调先辨六经继辨方证、求得方证相应而治愈疾病。代表著作是医圣张仲景的《伤寒论》和《金匮要略》。

　　方剂本身并无标签，就看如何辨证应用，我们也可把后世时方纳入经方辨治体系，在六经辨治体系下开出来的处方皆是经方，在脏腑辨证体系下开出来的方都是时方。如用脏腑辨证开出一张麻黄汤来宣肺，用白虎汤清气分热，就不能称之为经方。

　　我们学习《伤寒论》，是从原文入手，学习398条、113方，透过条文与方剂去学习背后的经方六经辨治体系，包括常见方证的应用，在六经辨治思维指导下去学习具体的条文和方证。知其要者，一言而终，不知其要，流散无穷。所谓书越读越厚者，是启示人读伤寒时要举一反三、触类旁通、构建起体系。书越读越薄者，在体系的指导下去学习，就能执简驭繁，越学越简单。

　　辨证的实质是辨病位、辨病性。六经的病位有三个，即表、里、半（半表半里），病性有两个，即阴与阳。六经的本质是三个病位、两个病性构成的六个诊断（表1）。

　　在六经辨证体系下，从病位角度而言，天底下三分之一的疾病是表

证，三分之一的疾病是里证，三分之一的疾病是半表半里证。从病性角度而言，天底下二分之一的疾病是阴证，二分之一的疾病是阳证。任何疾病，病位没有第四种可能；任何疾病，病性没有第三种可能。因此，从六经辨证体系看来，不论任何疾病，只有六经（六证），没有第七种可能。

理论上任何疾病都能用六经辨证，六经是一个完整的理论体系。"漫言变化千般状，不外阴阳表里间，"就是这个意思。

表1　三个病位、两个病性构成六个诊断

	阳（实、热）	阴（虚、寒）
表	表阳证	表阴证
半表半里	半表半里阳证	半表半里阴证
里	里阳证	里阴证

六经来自八纲。六经的本质是三个病位、两个病性构成的六个诊断，即表、里、半表半里三个病位上的阴、阳，也就是三阴三阳。这六个诊断，在八纲看来，分别是表阳证、表阴证，里阳证、里阴证，半表半里阳证、半表半里阴证。在六经看来，张仲景称之为太阳病、少阴病，阳明病、太阴病，少阳病、厥阴病。

只要会辨表、里、半表半里，会辨阴证、阳证，六经的辨证就可以掌握了。六经来自八纲，六经八纲对应关系表（表2），是经方医学最核心的表格，六经和八纲的对应关系，需要大家牢牢记住。

表2　六经八纲关系表

	阳（实、热）	阴（虚、寒）
表	太阳病（表阳证）	少阴病（表阴证）
半表半里	少阳病（半表半里阳证）	厥阴病（半表半里阴证）
里	阳明病（里阳证）	太阴病（里阴证）

学习中医，就要有体系地去学，六经辨证就是简单而完整的体系，

本质就是三个病位上的阴证、阳证，执简驭繁，在六经辨证基础上去学方证，事半功倍。经方很简单，很容易入手学习，这也是为何越是基层医师，越喜欢经方，因为没有繁杂理论，只要辨证准确，用上去就有疗效。任何时候都要牢记《医宗金鉴》的"漫言变化千般状，不外阴阳表里间"。掌握三个病位、两个病性，你就掌握了经方的核心理论体系。

扁鹊见蔡桓公，立有间，扁鹊曰："君有疾在腠理，不治将恐深。"桓侯曰："寡人无疾。"扁鹊出，桓侯曰："医之好治不病以为功。"居十日，扁鹊复见曰："君之病在肌肤，不治将益深。"桓侯不应。扁鹊出，桓侯又不悦。居十日，扁鹊复见曰："君之病在肠胃，不治将益深。"桓侯又不应。扁鹊出，桓侯又不悦。居十日，扁鹊望桓侯而还走。桓侯故使人问之，扁鹊曰："疾在腠理，汤熨之所及也；在肌肤，针石之所及也；在肠胃，火齐之所及也；在骨髓，司命之所属，无奈何也。今在骨髓，臣是以无请也。"居五日，桓公体痛，使人索扁鹊，已逃秦矣，桓侯遂死。

扁鹊见桓公，曰"君有疾在腠理，不治将恐深"。桓公不信，疾病由表入里，最后病入膏肓，不治而亡。这个《桓侯忌医》的寓言故事说明，大多疾病都是邪自外来，是由表入里、由轻到重、由浅到深的过程。

疾病在腠理、在肌肤，就是表证的阶段。假若表证不解，疾病则入里传变，由表传入半表半里或里。因为半表半里证相对复杂，所以我们把半表半里的少阳病、厥阴病放在最后讲。从今天起，我们开始系统地学习经方里阳证的阳明病。

第一节　经方不是方，而是六经辨治体系

第 2 节　阳明病的实质与诊断标准

六经的诊断有两个方法：

（1）患者症状典型时，依据提纲条文来诊断。如患者具备脉浮、头项强痛、恶寒，则诊断为太阳病；如口苦、咽干、目眩、寒热往来、胸胁苦满、默默不欲饮食、心烦喜呕，诊断为少阳病；胃家实，诊断为阳明病。

（2）患者症状不典型时，不能依据提纲条文来诊断的时候，则依据八纲辨证。因为六经来自八纲，辨六经的实质就是辨八纲，把八纲辨别清楚了，三个病位、两个病性明确了，六经诊断也就能够确定了（表3）。如确定病位在表，病性属阳，就是太阳病。确定病位在表，病性属阴，就是少阴病。

表 3　六经的实质

	阳（实、热）	阴（虚、寒）
表	太阳病	少阴病
半表半里	少阳病	厥阴病
里	阳明病	太阴病

临床上，符合六经提纲条文症状的患者相对较少，更多的时候，我们采用先辨八纲、再定六经的诊断思路。阳明病的本质就是里阳证，即病位在里的阳证。因此阳明病的诊断标准即：里证＋阳证。

里证的诊断标准

经方六经辨治体系下，病位只有三个：表、里、半。里证是人体最内在、最核心的部位。那么里的部位在哪儿呢？

拿《伤寒论》中的药物鸡子黄来说，把一个鸡蛋剖开，蛋皮是表，蛋黄是里，介于蛋皮和蛋黄中间的蛋清就是半表半里（图1）。大家动手把自己面前的一本书卷成一个书筒，外圈就是表，内圈就是里，介于外圈和内圈的中间部分就是半表半里（图2）。

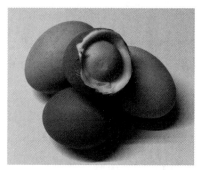

图1　鸡蛋中的表、里、半表半里

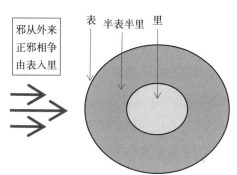

邪从外来
正邪相争
由表入里

表　半表半里　里

图2　"表、半表半里、里"示意图

人体的里部，就是胃肠消化道，消化道是一个管腔，头尾通过口与肛门与外界相通，类似书筒的内圈，处于人体最里的部位。

180. 阳明之为病，胃家实是也。

273. 太阴之为病，腹满而吐，食不下，自利益甚，时腹自痛。若下之，必胸下结鞕。

阳明病提纲条文的胃家实，强调了胃肠功能的亢奋，邪实，正亦实，邪实在胃肠。太阴病提纲条文，强调太阴病的症状是腹满、吐、食不下、自利、腹自痛，也都是胃肠道的症状表现。从提纲条文可以看出，经方的里指的是胃肠消化系统，症状反应于胃肠消化系统的就是里证。

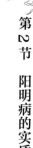

经方的里证是正邪交争于胃肠系统的症状反应，里指的是胃肠消化系统，无论是阳明病还是太阴病，都是正邪交争于里部，以胃肠系统的症状反应为主，主要涉及饮食异常、大便异常、小便异常、腹部症状异常、月经异常等。

在脏腑辨证看来，里证的部位是五脏六腑。经方六经辨证体系下，人体最内在的位置不是五脏六腑，从口到肛门的胃肠消化管腔才是人体最核心的部位，才是人体的里部，症状反应于此的，才是里证。症状反应属阳证者，为阳明病，属阴证者，为太阴病。

《胡希恕经方医学：经方表证》提出过表证的诊断标准，下面归纳总结里证的常见症状表现，即诊断标准：

（1）大便的异常：如便质的异常（便硬、便溏等），排便频次的异常（便秘、下利）。

（2）小便的异常：如小便不利、尿频、小便短赤热痛等。

（3）月经的异常：如月经量异常、经期紊乱、痛经等。

（4）胃部的症状：纳差、呕吐、呃逆、胃胀、胃痛等。

（5）腹部的症状：腹痛、腹胀、腹凉，或者腹诊的异常，如拒按疼痛或喜温喜按等。

（6）脉：多沉。

临床上，只要见到二便、月经的异常，或以胃部、腹部症状为主，就能确定是里证。

对于里证，要重视腹诊。因胃肠道在腹部，所以容易合并腹部症状，除了问诊腹部症状的腹胀、腹痛外，需要重视腹诊的应用。如见到心下（胃脘）的痞满，可以加以腹诊，感觉手下是濡软还是硬痛，见到腹痛，可以用腹诊去判断喜按还是拒按等。喜按为虚、拒按为实，通过虚实可以进一步诊断是阳证还是阴证，是阳明病还是太阴病。

阳证的诊断标准

辨六经的本质是辨三个病位、两个病性。辨阴阳，辨的是客观的阴证、阳证，不是抽象的阴阳，是通过辨寒热、辨虚实达到辨阴阳的目的。胡希恕先生认为机体功能亢奋者为阳，机体功能沉衰不足为阴。正邪交争贯穿于疾病的始终，机体功能亢奋还是沉衰，取决于正气，而非邪气。

正气实则热，正气虚则寒。正气的虚实决定了寒热状态，进而决定了阴证、阳证。阳证的本质是正气实，阴证的本质是正气虚。正气包括气、血、阴、阳等，经方体系下更看重阳气。因此，正气实（阳气实）就是阳证，正气虚（阳气虚）就是阴证。

7. 病有发热恶寒者，发于阳也；无热恶寒者，发于阴也。

字面意思是，发热恶寒，属于阳证，无热恶寒，属于阴证。看似取决于寒热，实际上取决于虚实。因为不论发热恶寒还是无热恶寒，都是正邪斗争的结果，决定因素不在于邪气的虚实，而在于机体正气的虚实。

假若张飞、林黛玉一同外出淋雨着凉，感冒了，张飞表现为发热恶寒的太阳病，而林黛玉表现为无热恶寒的少阴病。二人感冒的外因邪气一样，却为何二人病证不一样，一个表阳证、一个表阴证呢？

外感后，张飞正气足，正邪交争有力，机体功能亢奋，表现为表阳证的太阳病，发热恶寒；林黛玉正气虚，正气无力抗邪，机体功能沉衰不足，表现为表阴证的少阴病，无热恶寒。

这里的正气，经方医学更强调阳气。决定因素，不在于外因的邪气，而在于内因的正气，在于正气（阳气）的虚实。张飞阳气足，林黛玉阳气虚，决定了二者发病后，前者为阳证，后者为阴证。因此辨阴阳的时候，应更关注正气（阳气）的虚实。

机体正气足，则正邪交争有力，症状则表现为亢奋、有余，为阳证；机体正气不足，则无力抗邪，症状则表现为机体功能沉衰、不足，为阴证。

因此，无论邪气的虚实，正气虚即虚证、阴证，治法以扶正为主，或扶正祛邪。正气实即实证、阳证，侧重于祛邪。

"漫言变化千般状，不外阴阳表里间。"世间疾病的病性，不是阴证就是阳证，所以阴证、阳证共用一个诊断标准，非此即彼。阳证的诊断标准如下：

（1）精神状态：有神，亢奋，烦躁，甚则谵语。

（2）口渴：口渴喜凉饮，饮后舒服。如白虎加人参汤的口大渴、欲饮水数升者。

（3）二便不利：热伤津耗液，往往大便干燥、便秘，小便热痛短少不利等。

（4）舌诊：舌红苔燥，舌苔的润燥比黄白更重要。

（5）脉诊：正气（阳气）的虚实决定了寒热，决定了阴阳，脉诊沉取有力者为实，为实证、阳证。

与此相反者，即阴证的诊断标准。

阳明病的诊断标准

六经来自八纲，辨八纲就是辨六经。正邪交争，症状反应于胃肠系统的为里证，机体功能亢奋者为阳证。无论何种疾病，只要同时符合里证、阳证的诊断标准，从八纲角度来看，是里阳证，仲景称之为阳明病。同时符合里证、阴证的诊断标准，即里阴证，仲景称之为太阴病。

正邪交争于表，是表证。正邪交争于半表半里，是半表半里证。正邪交争于里，是里证。表证就是人体体表的症状反应，如发热、恶寒、身疼痛、不汗出、脉浮、鼻部症状，包括体表的肌肉关节的疼、重、痒、肿。表证不是病名的部位，如皮肤病不见得都是表证。

同样道理，里证指的是症状反应于胃肠消化系统，表现为二便、月经、胃部、腹部症状，并不是消化科的疾病都是里证。不在表不在里，则病位在半表半里。病位的确定，不看西医病名，而是要看疾病的具体症状反应。

第 3 节　阳明病提纲条文

阳明病提纲条文是第 180 条，同时还有 2 条重要的辅助提纲条文。

180. 阳明之为病，胃家实是也。

中医有心、肝、脾、肺、肾，西医也有，西医的五脏六腑的是实体的脏器，中医的五脏六腑更多指的是脏腑功能。需要注意，条文的"胃家"不是胃，而是胃肠消化功能。

胃家实，一方面指的是胃家有实邪，如大便难。另一方面说明胃气实，即正气实。如张飞的便秘，邪气实，胃气也实，即阳明病。林黛玉本身属阴证，本身阳虚、胃气虚，胃家不实，机体功能沉衰不足，但也有可能存在便秘，胃肠有实邪，属太阴病的大便难，不是阳明病。

胃家实，仲景强调的是邪实正亦实，正邪交争剧烈，胃肠乃至机体功能亢奋，属于里阳证，即阳明病。阳明病也可以认为是胃肠道的功能亢进，所以提纲条文称之为"胃家实"。因此阳明病是正实、邪实的状态，即病位在里的实证、热证，即里阳证。反之，也可以说里阴证太阴病的本质是"胃家虚"，太阴之为病，胃家虚是也。胃家的虚实，更多指的是胃肠道功能的虚实，而不是看邪气的虚实。

邪气实分两种情况，一种无形之热的热实，是阳明经证，也叫阳明外证，如白虎汤证，治以清热即可。一种是有形之热的热实，即无形之热与有形之邪相互夹杂，狼狈为奸。若是肠道糟粕的有形邪气，则是阳明腑证（阳明腑实证），如承气汤证，可攻下腑实。若是瘀热互结的有形邪气，则是阳明蓄血证，如桃核承气汤、抵当汤方证，治以祛瘀逐邪。

179. 问曰：病有太阳阳明，有正阳阳明，有少阳阳明，何谓也？

答曰：太阳阳明者，脾约是也；正阳阳明者，胃家实是也；少阳阳明者，发汗、利小便已，胃中燥烦实，大便难是也。

本条将阳明病分为三类：太阳阳明、正阳阳明、少阳阳明。

脾约是脾受制约，脾不能为胃行其津液，导致肠道津液不足而大便难，主要是津液虚所致便难；胃家实是正气实，邪气也实，正邪交争剧烈而表现为里部的实证、热证、阳证，热盛津伤导致大便难；发汗、利小便也伤人体津液，邪气入里热化，则胃中燥、烦、实，大便难。因此，三者的共同点都是大便难。大便难是阳明病的典型标志性症状。

181. 问曰：何缘得阳明病？答曰：太阳病，若发汗，若下，若利小便，此亡津液，胃中干燥，因转属阳明。不更衣，内实，大便难者，此名阳明也。

本条以问答的形式阐述阳明病的病因。太阳病，表证经过不妥当的治疗，如发汗、下、利小便等，皆可导致津液损伤，亡失津液，出现了胃中干燥，表现为不更衣、大便难，说明内实、内有实邪热邪，由太阳病传变为阳明病。

不更衣就是不上厕所、不排便的意思。内实，就是里实证，内有实邪，即胃家实。大便难，和第179条一样，都说明大便难是阳明病的标志性症状。

问诊的时候，大家都会问患者大便、小便怎么样。一方面是帮助我们判断有无里证，另一方面也有利于判断阳证还是阴证。当然还是要强调，阳明病有大便难，太阴病也有大便难，还是需要四诊合参，结合阳证、阴证的五个辨证要点，才能确定病在六经中的哪一经。

第4节　阳明腑实证的病机是里有燥屎

阳明病是里阳证，也就是病位在里的阳证，里指的是症状反应于胃肠系统，阳指的是阳证，具体表现为实证、热证。因此，阳明病具体表现为里实证、里热证。这里的实，除了邪气实，正气也实。

热邪在里，耗伤津液，最终导致热盛津伤，津伤则口渴喜饮，肠道津液不足则大便难、小便短赤涩痛，大便难则腑气不通，进而出现不通则痛的腹痛、腹胀症状。因为是实邪，喜按为虚、拒按为实，严重者可以出现疼痛拒按的情况。

热邪逼迫津液外泄，可以有汗出、不恶寒、反恶热。热盛则发热，热势高，望诊表现为面赤、烦躁等，热扰心神、闭阻心神则神昏谵语。阳明病重证的时候，发热特点是潮热、蒸蒸发热、壮热、大热，类似蒸馒头的笼屉盖子打开后的热气腾腾。

208.阳明病，脉迟，虽汗出不恶寒者，其身必重，短气，腹满而喘，有潮热者，此外欲解，可攻里也。手足濈然汗出者，此大便已鞕也，大承气汤主之。若汗多，微发热恶寒者，外未解也，其热不潮，未可与承气汤。若腹大满不通者，可与小承气汤，微和胃气，勿令至大泄下。

大承气汤方

大黄四两，酒洗　厚朴半斤，炙，去皮　枳实五枚，炙　芒硝三合上四味，以水一斗，先煮二物，取五升，去滓，内大黄，更煮取二升，去滓，内芒硝，更上微火一两沸，分温再服，得下，余勿服。

小承气汤方

大黄四两　厚朴二两，炙，去皮　枳实三枚，大者，炙

上三味，以水四升，煮取一升二合，去滓，分温二服。初服汤当更衣，不尔者，尽饮之，若更衣者，勿服之。

阳明病，脉迟，虽汗出不恶寒者，其身必重，短气，腹满而喘，有潮热者，此外欲解，可攻里也。

脉迟，需要进一步判断脉沉取有力还是无力。如果是阳明腑实证，脉迟但必然沉取有力。因为脉沉取有力者为实，脉沉取无力者为虚。

表证是发热、恶寒并见，阳明病是但发热、不恶寒、反恶热。本条的汗出、不恶寒，说明不是表证，是里热的汗出。脉迟、其身必重、短气、腹满而喘，也需要考虑有湿邪的问题。如胡希恕先生认为本条的热尚不实，还存在湿邪，所以湿热交争，气机郁阻而身重、腹满，湿热熏蒸于肺则喘。

此外欲解，可攻里也。治法是攻里，表证欲解，说明此时已经是阳明里实热证，热邪郁阻气机、热伤气阴而表现为身重乏力，肺与大肠相表里，腑气不通，肺气不降，可以出现腹满、短气、喘。

潮热有两层意思，一个是说热像潮水一样汹涌有力，属于壮热、大热、蒸蒸发热。如麻杏甘石汤证的无大热，大热指的就是阳明腑实证的潮热。第二个是说热似潮水一样，有规律地发热。涨潮有时间规律，所以潮热也是有规律的定时发热。如阳明腑实证的潮热多见于日晡时分。

潮热是里实热证的标志性症状之一，加上前面的汗出、不恶寒、腹满而喘，说明表证已解，入里形成阳明腑实证。所以条文曰"此外欲解，可攻里也"。

手足濈然汗出者，此大便已鞕也，大承气汤主之。若汗多，微发热恶寒者，外未解也，其热不潮，未可与承气汤。

手足濈然汗出，说明里热充盛，因为手足四末是人体最末端的位置，阳气虚寒不足的时候，手足先凉。阳热内盛逼迫津液外泄，汗出必然是由胸腹到四肢末端。若连人体末端的手足都濈然汗出，说明里热已经处于亢盛状态。在里热亢盛的情况下，热伤津液，肠道津液不足，大便必然干鞕。

通过手足濈然汗出、潮热、腹满而喘，判断出里热亢盛，进而判断大便干鞕，属于阳明腑实证的重证，需要急下存阴，用大黄类方攻下，而通腑攻下力度最大的方剂是大承气汤。因此仲景用大承气汤，曰大承气汤主之。

虽汗出不恶寒者……此外欲解，可攻里也。假若汗多、微发热、恶寒者，也就是发热、恶寒仍然同时存在，属于外（表证）未解也。同时其热不潮，说明里热并非亢盛，不是承气汤证的适应指征，加上表未解，要先解表，所以未可与承气汤。

若腹大满不通者，可与小承气汤，微和胃气，勿令至大泄下。

腹大满不通者，只是腹满、大便不通，没有潮热、手足濈然汗出，虽然有腑实证，但未达到腑实重证大承气汤的程度，不能与大承气汤，只可与小承气汤，微和胃气，即轻度的攻下使胃气恢复到和的状态，勿令至大泄下，体现了选择合适的攻下力度。类似能用桂枝汤发汗解表的，就不用麻黄汤；能用小承气能攻下祛邪的，就不要用大承气汤。

方后注曰：初服汤当更衣，不尔者，尽饮之，若更衣者，勿服之。

更衣就是如厕排便的意思。承气汤是祛邪的，通过大便祛邪，就像汗法通过发汗祛邪一样，让邪热随肠道糟粕排出体外。服承气汤后大便通（更衣）是邪气祛除的标志。如果排便了，就不要再服了。类似表证

第4节 阳明腑实证的病机是里有燥屎

得汗出则止后服。

应用汗、吐、下三法的时候，反复强调得汗、得吐、得下，则止后服，中病即止，以知为度，以免过分汗、吐、下而伤人体正气，时刻注意顾护津液。如果服药后，未能更衣排便，则尽饮之，也就是桂枝汤方后注的连服，直到更衣，以知为度。

便于理解，第 208 条可以调整为：

阳明病，若汗多，微发热恶寒者，外未解也。汗出不恶寒者，此外欲解。虽脉迟，其身必重，短气，腹满而喘，有潮热者，手足濈然汗出者，此大便已鞕也，可攻里也，大承气汤主之。其热不潮，未可与承气汤。若腹大满不通者，可与小承气汤，微和胃气，勿令至大泄下。

本条强调：①发热的时候有无恶寒，是判断表证、里证的鉴别点。②表解才可攻里。③潮热、手足濈然汗出、大便已鞕是判断阳明腑实证的标志性的症状表现。④攻下的目的是调和胃气，使胃气承顺。⑤攻下需要据腑实证的轻重来选择合适的力度，避免大泄下。⑥得下止后服，避免损失正气、津液。

209. 阳明病，潮热，大便微鞕者，可与大承气汤；不鞕者，不可与之。若不大便六七日，恐有燥屎，欲知之法，少与小承气汤，汤入腹中，转矢气者，此有燥屎也，乃可攻之。若不转矢气者，此但初头鞕，后必溏，不可攻之，攻之必胀满不能食也。欲饮水者，与水则哕。其后发热者，必大便复鞕而少也，以小承气汤和之。不转矢气者，慎不可攻也。

潮热、大便鞕，可以确定属于阳明腑实证，可与承气汤。若大便不鞕，说明里热尚未亢盛，不可与大承气汤。假若不大便六七日，不确定是否大便鞕（燥屎），可尝试给予小承气汤诊断性治疗。服小承气汤后，转矢气，就是有排气现象但大便不下，说明小承气汤力度弱，不足以攻下，反推里有燥屎，乃可与大承气汤攻之。

假若服小承气汤后，不转矢气，大便得下，大便头鞕后溏，即前干后溏，说明尚未达到腑实证，不能给大承气汤攻下，若错误地给予大承气汤攻下，攻之后伤气、伤津液，就会出现虚性的胀满不能食，所以说"不可攻之，攻之必胀满不能食也"。阳明病热伤津液，其人喜饮且喜冷饮。欲饮水者，与水则哕，说明不是热证，是错误给予大承气攻下后所致的胃虚。如五苓散的口渴——水入则吐（哕）。

其后发热者，必大便复鞕而少也，以小承气汤和之。不转矢气者，慎不可攻也。

和之，是一个治疗原则，凡是恢复阴阳平衡的治法，都属于广义和法的范畴，所以有学者认为中医治疗最高原则就是和法。本条的"和之"，不是指半表半里的和法，而是和胃气，使之恢复平和状态。如第208条的"可与小承气汤，微和胃气"。

发热，大便鞕、少，是里实证的表现，虽然有阳明腑实证，但并无潮热、手足濈然汗出，所以不是腑实重证，不用大承气汤，只是给予小承气汤和之。用小承气汤攻逐里实邪气，邪去则正安。

不转矢气者，慎不可攻也，是对前面"少与小承气汤……若不转矢气者……不可攻之"的重复，强调了无法确定大承气汤证的时候，可以用小承气汤来诊断性治疗，通过服小承气汤后有无转矢气、大便是否得下，来确定是否有大承气汤证。拿不准的时候，用攻下力量弱的小承气，不用大承气汤。所以胡希恕先生说，疑似间从轻治，不要从重治，无论汗吐下皆如此。

215. 阳明病，谵语有潮热，反不能食者，胃中必有燥屎五六枚也。若能食者，但鞕耳，宜大承气汤下之。

阳明病，热扰心神则谵语，谵语、潮热是里实热证的症状反应。

正常来说，有里热的情况下，饮食要更多一些，因为热能消食，里热消谷则人善饥。

此时的不能食，是肠道有燥屎，腑气不通，导致了不能食。

谵语、潮热、不能食，说明肠中有燥屎，五六枚是约略之词。辨证为阳明腑实重证，宜大承气汤。

本条的"胃中"，指的是胃家，燥屎在肠不在胃。

若能食者，但鞕耳。阳明腑实证的能食，也食不多，毕竟肠道大便鞕、大便难，腑气不通。在阳明病的基础上，具备了谵语、潮热、手足濈然汗出，无论是能食还是不能食，无论是燥屎还是便鞕，均已符合阳明腑实重证的诊断标准，均宜大承气汤下之。

217. 汗出谵语者，以有燥屎在胃中，此为风也。须下者，过经乃可下之。下之若早，语言必乱，以表虚里实故也。下之愈，宜大承气汤。

汗出、谵语，说明热盛，热逼迫津液外泄而汗出，热扰心神而谵语，原因是燥屎在胃中，即阳明里实热证。

伴有大便难，则确定燥屎在胃，是阳明腑实证，症状急迫、病情重，下之愈，宜大承气汤。并不是仅根据汗出、谵语，就能确定是阳明腑实证。

虽然有下的指征，但也要除外是否仍有表证未解。过经乃可下之，即表解乃可下之，类似桃核承气汤的"其外不解者，尚未可攻，当先解其外；外解已，但少腹急结者，乃可攻之"。

如果表不解就给予攻下，就是下之若早，引邪入里、加重里热，导致谵语、语言必乱。

在太阳病篇的时候就已反复强调，阳证的表里合病或并病，表未解的情况下，必须先解表或表里双解，表解乃可攻里。本条仲景也再次强调表证已解（过经），才能治里攻下。

238. 阳明病，下之，心中懊憹而烦，胃中有燥屎者，可攻。腹微满，初头鞕，后必溏，不可攻之。若有燥屎者，宜大承气汤。

心中懊憹而烦，可以看作热扰心神的轻症，重则神昏谵语、语言必乱。

本条的"胃中有燥屎者",第217条的"有燥屎在胃中",第215条的"胃中必有燥屎五六枚",并不是燥屎在胃,是在胃家的肠道。

燥屎在胃,是阳明腑实重证的病机、是诊断,是通过四诊合参、审症求因而来的,并非肉眼见到了胃中有燥屎。

阳明腑实证的时候大便应该是鞕的,腹部胀满甚至疼痛甚至拒按。此时腹微满,大便头鞕后溏,说明里热不实,不能攻下。必须确定胃中有燥屎(阳明腑实重证),方可用大承气汤攻下。

239. 病人不大便五六日,绕脐痛,烦躁,发作有时者,此有燥屎,故使不大便也。

不大便五六日,属于大便难。绕脐痛,脐周疼痛,阳明腑实导致腑气不通,不通则痛。

热扰心神则烦躁,重则神昏谵语。根据不大便五六日、绕脐痛、烦躁,确定是阳明腑实重证,故曰"此有燥屎",即第238条的"胃中有燥屎"。

结合前后条文,宜大承气汤。

胃有燥屎也可以看作阳明腑实证的另一个说法。

241. 大下后,六七日不大便,烦不解,腹满痛者,此有燥屎也。所以然者,本有宿食故也,宜大承气汤。

大下后,用了承气汤下之后,再次出现了六七日不大便,是否还能用承气汤下之?

需要辨证。如果六七日不大便、烦不解、腹满痛,说明阳明腑实依然存在,故曰"此有燥屎也",仍然需要用大承气汤下之。所以然者,本有宿食故也。说明腑实可能源自宿食,无论是宿食还是其他原因所致,只要有阳明腑实证,即可攻下。

第4节　阳明腑实证的病机是里有燥屎

仿照本条，我们也可以拓展出：表证，用麻黄汤证发汗后，再次出现了发热、恶寒、无汗，还能不能用麻黄汤？需要辨证，只要麻黄汤证存在，就仍可再用麻黄汤发汗解表，并不拘泥于汗后不可用麻黄。

242.病人小便不利，大便乍难乍易，时有微热，喘冒不能卧者，有燥屎也，宜大承气汤。

本条是非典型的大承气汤证。

大承气汤证应该有小便黄赤而利、大便难、大便鞭、潮热。

本条的小便不利、大便乍难乍易、微热，并不是典型的阳明腑实证的表现，但必然伴有其他阳明腑实证的症状，如脉沉滑有力、舌红苔燥、手足濈然汗出、谵语烦躁、腹满腹胀腹痛、拒按等症状。

腑气不通、热邪迫肺，则喘冒不能卧，判断病机为有燥屎也，即阳明腑实重证。

因病情急迫、症重，故给予大承气汤攻下。

第 5 节　大承气汤方证

　　麻黄汤是解表力量最大的方剂，用于表实重证。大承气汤是攻下力量最大的方剂，适用于阳明病腑实重证。

　　大承气汤方证的典型症状为潮热、手足溅然汗出、谵语烦躁、腹满而喘、腹痛、绕脐痛等。上述症状越多，越能判断属于阳明腑实证，即胃中有燥屎，治法为下之。

　　若症状急迫、病情重，则宜大承气汤急下之。

　　220. 二阳并病，太阳证罢，但发潮热，手足黎黎汗出，大便难而谵语者，下之则愈，宜大承气汤。

　　二阳并病，指的是太阳阳明并病。下之则愈的前提是太阳证罢，强调的是表解才能攻里。大便难是里证的典型症状，热逼迫津液外泄而汗出、热扰心神则谵语。

　　从症状来看，潮热、手足黎黎汗出、大便难、谵语，属于阳明腑实重证。症状急迫，所以用大承气汤攻下，下之则愈。

　　240. 病人烦热，汗出则解，又如疟状，日晡所发热者，属阳明也。脉实者，宜下之；脉浮虚者，宜发汗。下之与大承气汤，发汗宜桂枝汤。

　　病人烦热，汗出则解，是因为汗出能够退热。又如疟状，就是汗出热退，但像疟疾一样，过段时间再次发热。在麻黄桂枝各半汤条文中，也有类似描述：如疟状，发热恶寒，热多寒少……一日二三度发。

本条如疟状的烦热，如果是日晡发热，定时发热，且烦热、汗出，不是表证，而是里热证的阳明病。脉实，应当是脉沉实，说明邪实而正不虚，还应该见到大便难的情况，才能确定是阳明腑实证，给予下法，与大承气汤。

若脉浮虚，浮为病在表，表证未解，仍需解表，先表后里。脉虚为津液不足，因为反复汗出损伤津液，此时不可用麻黄，只能用桂枝汤来调和营卫，解表发汗而不伤津液。本条也体现了脉诊的重要性，通过脉诊来定病位、定病性。

212. 伤寒若吐若下后不解，不大便五六日，上至十余日，日晡所发潮热，不恶寒，独语如见鬼状。若剧者，发则不识人，循衣摸床，惕而不安，微喘直视，脉弦者生，涩者死。微者，但发热谵语者，大承气汤主之。若一服利，则止后服。

大便难，一个是便质难，如大便鞕、燥屎，一个是时间上的难，如不大便五六日，甚至时间更长，上至十余日。单纯的大便鞕或不大便五六日，并不能确定属于阳明病，因为太阴病也可以出现大便鞕或不大便五六日。大便难只能确定是里证，仍需进一步四诊合参才能确定是阳明病还是太阴病。

若吐若下后不解，伤人体津液，胃肠津液不足，不大便五六日，上至十余日。本条看作仲景的案例，症状是不大便、日晡所发潮热、不恶寒、谵语（独语如见鬼状）。发热不恶寒除外了表证，不大便确定病位在里，结合大便难、日晡潮热、谵语，确定是阳明腑实重证，大承气汤主之。

心主神明，热邪扰心可出现神志异常。本条的独语如见鬼状就是热邪所致的神昏谵语。若热邪扰心重，发则不识人、循衣摸床、惕而不安、微喘直视。

脉弦者生，涩者死。弦脉相对有力并不弱，说明气血尚不虚。脉涩说明气血虚弱，病重而正虚，难治，故曰脉弦者生、涩者死。

微者，但发热谵语者，大承气汤主之。前面是若剧者，这里是微者，就是神昏症状相对轻，不是脉微。如果是脉微，即使有腑实证也不能单纯攻下，恐得下后正气随邪气而脱。

在不大便五六日的基础上，有潮热，即使神昏谵语症状较轻，也能确定属于阳明腑实重证，大承气汤主之。若一服利，则止后服。若不利，则连服，直到便通邪去。

251.得病二三日，脉弱，无太阳柴胡证，烦躁，心下鞕，至四五日，虽能食，以小承气汤，少少与，微和之，令小安。至六日，与承气汤一升。若不大便六七日，小便少者，虽不受食，但初头鞕，后必溏，未定成鞕，攻之必溏；须小便利，屎定鞕，乃可攻之，宜大承气汤。

得病二三日，无太阳柴胡证。即通过四诊，已经除外了太阳、柴胡证，不在表、不在半表半里，说明病位在里。症状是烦躁、心下鞕，鞕说明触诊手下有鞕感、有抵抗感，心下鞕或按之心下痛，属于邪实。如果心下濡、软，不是实邪，属于虚邪。

阳明腑实证的时候会出现不能食，如第215条的"反不能食者，胃中必有燥屎五六枚也"。

215.阳明病，谵语有潮热，反不能食者，胃中必有燥屎五六枚也。若能食者，但鞕耳，宜大承气汤下之。

本条虽然能食，但从无太阳柴胡证、烦躁、心下鞕，依然判断存在阳明腑实证，但症状不急迫，没有谵语、潮热、手足濈然汗出，而且脉弱，不是阳明腑实重证的大承气汤证，故给予小承气汤，少少与，微和之，令小安。也是强调微微下之，避免大下伤津液、伤阳气。

至六日，与承气汤一升。前面是少少与小承气汤，六日的时候，病仍不解，需要加大剂量，由少少与加量到与小承气汤一升。

251.若不大便六七日，小便少者，虽不受食，但初头鞕，后必溏，未定成鞕，攻之必溏；须小便利，屎定鞕，乃可攻之，宜大承气汤。

判断里实的一个标志，就是大便鞕。不大便六七日、不受食，看似阳明腑实证，但小便少，反推里热不实、大便不鞕，不能攻下，攻之必溏或大便头鞕后溏。

如何判断大便鞕？小便是一个关键。须小便利，屎定鞕。有小便不利的时候，首先考虑小便，也就是水饮的问题。若小便自利，排除了水饮的问题，才能考虑瘀血或腑实。如抵当汤条文"小便不利者，为无血也。小便自利……血证谛也"。

阳明腑实证的时候，病在大肠，不在小肠，所以虽然小便短赤，但不会小便不利。通过小便利可以反推大便已鞕。如第 203 条的"今为小便数少，以津液当还入胃中，故知不久必大便也"，也说明小便量多，则大便鞕。因此，小便利也是阳明腑实证的一个症状表现。

252.伤寒六七日，目中不了了，睛不和，无表里证，大便难，身微热者，此为实也，急下之，宜大承气汤。

目中不了了，睛不和，属于神志异常的表现。无表里证，意思是无明显其他症状，只是大便难、身微热者，如何辨证？虽然其他症状都不明显，但存在大便难，考虑里证；虽然无大热，但有微热，辨证为里实热证，且有目中不了了、睛不和，属于神志异常，乃热扰神明所致，病情重而急迫，考虑阳明腑实重证，故曰"急下之"，宜大承气汤。

253.阳明病，发热汗多者，急下之，宜大承气汤。

阳明病，发热，汗多者，也可见于白虎汤证。为何急下之？说明症状急迫，必然存在其他症状，如大便难的基础上见到腹满痛、潮热、神志异常的神昏谵语、手足濈然汗出、目中不了了、睛不和等症状。只有确定是阳明腑实重证，才可用大承气汤急下之。

254. 发汗不解，腹满痛者，急下之，宜大承气汤。

表证，发汗可解。发汗不解，说明不是表证。腹满痛，病位在里，喜按为虚、拒按为实，这里是拒按的疼痛，伴有大便难，或伴有潮热、谵语、手足濈然汗出、目中不了了、睛不和等症状，可确定属于阳明病的腑实证，因腹满痛，症状急迫，当急下之，宜大承气汤。

255. 腹满不减，减不足言，当下之，宜大承气汤。

上条腹满痛，本条腹满不减、减不足言，症状虽有不同，但病机都是阳明腑实证的腑气不通。只是一个腹满症状，不足以确定是大承气汤证，必然伴有其他大承气汤证的特点，如大便难，或伴有潮热、谵语、手足濈然汗出、目中不了了、睛不和等症状。

256. 阳明少阳合病，必下利，其脉不负者，为顺也。负者，失也，互相克贼，名为负也。脉滑而数者，有宿食也，当下之，宜大承气汤。

把本条看作一个医案，核心的意思是：下利、脉滑而数者，有宿食也，当下之，宜大承气汤。

阳明腑实证的典型表现是大便难，但也存在特殊情况，如自利清水色纯清、下利。本条的下利，无法确定是阳明腑实证，但下利可以确定为里证，脉滑而数，是阳热证的脉象，能够确定是里阳证的阳明病。

虽然下利，但脉滑而数，脉并不因为下利而衰，说明是一个里实热证，可能是宿食所致。在阳明腑实证的基础上，还要见到如潮热、谵语、手足濈然汗出、里急后重、心下鞭、腹痛拒按等，确定是重证，才能急下之，宜大承气汤。

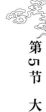

第5节 大承气汤方证

第6节　少阴三急下的大承气汤方证

经常称 320、321、322 三条是少阴三急下证。首先需要明确，虽然冠名少阴病，并不是说大承气汤可以治疗少阴病。只是说明这三条初起有类似少阴病的症状表现。因为少阴病是表阴证，治法是扶正（温阳）解表，是不能用大承气汤攻下逐邪的。

为何急下？说明症状急迫、病情重，必须急下。大承气汤是阳明腑实重证，热盛津伤，趁着正气尚可，用大承气汤急下逐邪，釜底抽薪，急下以存阴。若缓下，则病情加重，津液进一步耗伤，邪盛正虚则有生命危险。

320. 少阴病，得之二三日，口燥咽干者，急下之，宜大承气汤。

321. 少阴病，自利清水，色纯青，心下必痛，口干燥者，可下之，宜大承气汤。

322. 少阴病，六七日，腹胀不大便者，急下之，宜大承气汤。

第 320 条，得之二三日，就出现了"口燥咽干者"，说明热邪的程度比较重，热盛津伤。大承气汤证可以表现为口燥咽干，但反过来，口燥咽干不足以确定是大承气汤证，必然伴有大便难或其他阳明腑实证的症状表现。

第 321 条，自利清水，色纯青，也被后世称为热结旁流，阳明腑实证的典型表现是大便难，燥屎，但也有些特殊情况。本条的自利清水，是阳明腑实证、燥屎的不典型表现。因为病机是阳明腑实证，所以颜色虽然色清，但必然臭秽不堪，且伴有其他阳明腑实证的症状，症状如本条的心下必痛、口干燥，或潮热、谵语、手足濈然汗出、腹胀腹痛、拒按等。方可确定是阳明腑实重证，大承气汤下之。

心下必痛，属胃肠实邪，故按之疼痛。大陷胸汤有"心下痛，按之石鞭者"；《金匮要略》大柴胡汤条文："按之心下满痛者，此为实也，当下之，宜大柴胡汤。"说明心下痛是里实的表现。

135. 伤寒六七日，结胸热实，脉沉而紧，心下痛，按之石鞭者，大陷胸汤主之。

《金匮要略》：按之心下满痛者，此为实也，当下之，宜大柴胡汤。

第322条，六七日，腹胀、不大便者，也有太阴病的可能。在阳明病基础上见到腹胀、不大便，才能确定是阳明腑实证，才能下之。

急下说明存在急下的指征，无非是病情重、症状急迫，典型症状表现有潮热、神昏谵语、手足濈然汗出、腹满腹痛等。不能根据某一个症状，而是四诊合参，辨证为阳明腑实重证，方可大承气汤急下之。或者病势凶猛，需要截断扭转，提前加以治疗。

第6节　少阴三急下的大承气汤方证

第 7 节 大承气汤方证的诊断标准

大承气汤方证是阳明腑实重证，病机是胃有燥屎，治法是急下之。诊断标准如下：

（1）大便难：表现为大便鞕、大便坚，或时间长，如不大便五六日。

（2）腹部症状：如腹痛、腹胀、疼痛拒按，不典型的有心下痛、心下鞕。

（3）其他热盛的表现：一般情况下阳明病的热，为发热、不恶寒、有汗出、口渴。但阳明腑实证的里热亢盛，表现为日晡发热、潮热、手足濈然汗出、神昏谵语、口燥咽干、不能食、小便利等。

（4）舌脉：舌红苔燥，不论黄白。脉沉取滑数有力。

在阳明病基础上见到大便难，就可以确定是阳明腑实证，伴见有第2、3、4条，症状越多，则越能说明是阳明腑实重证，存在燥屎，急下之，即大承气汤方证。

《续名医类案》陆祖愚治顾玉岩，年六十，患伤寒。服药头疼骨痛已除，身热烦躁，兼发赤斑而狂。诊之，六脉沉数有力，目睛直视，喋不出声，舌黑芒刺，四肢冰冷。询其大便，二十日不行。谓年虽高，脉尚有神，力任无事。投以大承气汤，目闭昏沉，咸谓决死。一二时顷，腹中鸣响，去燥屎若干，诸症脱然，仅存一息，改用人参、麦冬、归、芍、术，调理而安。

本案通过身热烦躁、发赤斑而狂、六脉沉数有力、目瞪直视、嗓不出声、舌黑芒刺，确定阳证。

询其大便二十日不行，确定病位在里。六经辨证为里阳证的阳明病。通过大便难（大便二十日不行）确定为腑实证，通过神昏（目瞪直视）、发赤斑而狂、四肢冰冷确定是阳明腑实重证，当急下之，以大承气汤攻下。

虽然年高，但六脉沉数有力，脉尚有神，正气不虚，所以力任无事。本案有四肢冰冷，是真热假寒、阳盛格阴的表现，热深厥亦深。

承气汤证未必大便鞭

大承气汤证的病机是燥屎，常见大便难、大便鞭、大便干燥等，但也存在不典型的症状，如下利或自利清水。吴又可在《温疫论》中也强调"殊不知承气本为逐邪而设，非专为结粪而设也"。

256.阳明少阳合病，**必下利**……脉滑而数者，有宿食也，当下之，宜大承气汤。

321.少阴病，**自利清水，色纯青**，心下必痛，口干燥者，可下之，宜大承气汤。

374.**下利**谵语者，有燥屎也，宜小承气汤。

胡希恕先生医案，摘自《胡希恕伤寒论讲座》。

某先生之母，七十多岁，病痢疾，已请多名中医诊治而病情有增无减。前医多以人老气虚证补之，二月不愈，因请胡希恕先生诊治。进门一看那老太太呀，说胡话，舌苔黄、干！一看就是大承气汤证，遂让某先生按其母腹，刚一按则嗷嗷叫，叫苦不迭，又见里急后重感强烈、发热、谵语等，断为大承气汤证无疑。一煎后，解下燥屎数枚，落于盆中 当当有声，病遂愈。

本案患者痢疾，病位在里，发热、谵语、舌苔黄干，病性属阳，六 经辨证为阳明病。看似没有大便难，但在阳明病的基础上，存在腹部拒 按、大便里急后重，说明里实，辨为阳明腑实证。因有腹痛拒按、谵语， 病情急迫，属大承气汤方证。

阳明腑实证的典型标志是大便难，表现为大便鞕或五六日不大便。 但部分特殊情况下，承气汤证也可以无大便难的表现，如下利。此时需 要整体来辨证，需要四诊合参，阳明腑实证的症状存在的越多，诊断的 准确率就越高。

对于诉说不清者，腹诊就可以发挥作用，看是否存在腹痛、拒按等 情况。只要确定为阳明腑实证，症状急迫的情况下，即可选用大承气汤 下之。

承气汤证的服药方法

若一服利，则止后服。若不利，则连服。汗、吐、下三法祛邪的一 个重要原则，就是祛邪但不伤正，就是最合适的剂量。合适的剂量除了 根据证的轻重，还要因时、因地、因人制宜，是动态的剂量，无法固定， 这就是所谓的不传之秘。

表证的时候，反复强调若汗出表解，则不能再发汗，同时要根据表 证的轻重选择合适的解表发汗的方剂和药物剂量。

里证攻下同样如此，用了大承气汤，一服利，大便通畅，邪气随着 大便祛除，里实证解了，自然就不能再攻下了。

再服就有过度攻下伤津液、伤阳气的可能。调胃承气汤、小承气汤 的服药方法同大承气汤。

大承气汤方证可以归纳为：阳明病的基础上，见到大便难（大便鞭或不大便五六日），属于阳明腑实证，治法是下法，用大黄。如果出现了神昏谵语、潮热、手足濈然汗出、腹部疼痛拒按等症状，说明里实，需要急下之，用大承气汤。

如果不确定是大承气汤，可以用小承气汤去诊断性治疗（诊断思路见图3），服药后出现了转矢气、大便不下，才能用大承气汤攻下。若不转矢气、大便已下，里不实，则不能用大承气汤攻下。服药时要注意，一服利，则止后服。

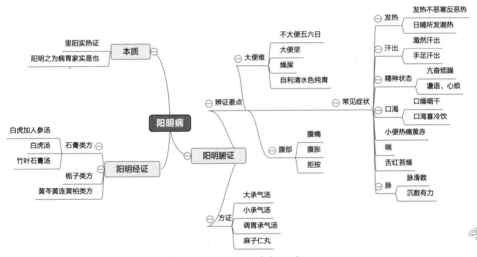

图3　阳明腑实证诊断思路

第 8 节　小承气汤

小承气汤证可以看作大承气汤证的轻证。

213. 阳明病，其人多汗，以津液外出，胃中燥，大便必鞕，鞕则谵语，小承气汤主之。若一服谵语止者，更莫复服。

阳明病，其人多汗，是里热逼迫津液外泄所致。汗出过多，容易津液伤，导致胃中燥、大便因鞕。大便鞕则腑气不通，邪热上扰心神导致谵语。大便鞕、谵语反映了阳明里实热，即里有燥屎。

阳明病的基础上，以大便难为主症，存在腹部症状如腹胀、腹痛、拒按等，再伴见有潮热、谵语、手足濈然汗出等急迫症状，当用大承气汤急下。

胡希恕先生认为本条虽然有大便鞕、谵语，但是由于平素其人汗多、津液不足所致的大便鞕，不能大下，因此不用大承气汤，而用小承气汤。假若本条的大承气汤证很明确，脉也不虚，该用大承气汤还是用大承气汤。

汗吐下三法祛邪的一个原则就是中病即止。得下后，里实证已解，就不能再服再下了，避免损伤津液阳气。所以条文曰"若一服谵语止者，更莫复服"。

214. 阳明病，谵语发潮热，脉滑而疾者，小承气汤主之。因与承气

汤一升，腹中转气者，更服一升，若不转气者，勿更与之。明日又不大便，脉反微涩者，里虚也，为难治，不可更与承气汤也。

脉滑而疾，就是脉滑而数。阳明病，谵语、发潮热、脉滑而疾，是里实热证。从条文来看，存在大便难，确定为阳明腑实证，因谵语、潮热，症状急迫，可用大承气汤。胡希恕先生也认为本条小承气汤主之是错误的，应该是大承气汤。

腹中转气说明胃肠蠕动增快，但大便不下，说明攻下力度不够，里有燥屎，需要继续或加大力量攻下。服承气汤后，腹中转气者，但大便不下者，继续给服承气汤一升逐邪，类似桂枝汤方后注的"若不汗更服"的连服法。若不转气者，大便得下，说明不是阳明腑实证，不能再服，勿更与之。

此处的承气汤未指明是大承气汤还是小承气汤，根据诊断性治疗的思路，应该是与小承气汤一升。本条与第209条的思路类似。

209.阳明病，潮热，大便微鞕者，可与大承气汤；不鞕者，不可与之。若不大便六七日，恐有燥屎，欲知之法，少与小承气汤，汤入腹中，转矢气者，此有燥屎也，乃可攻之。若不转矢气者，此但初头鞕，后必溏，不可攻之，攻之必胀满不能食也。欲饮水者，与水则哕。其后发热者，必大便复鞕而少也，以小承气汤和之。不转矢气者，慎不可攻也。

明日又不大便，脉反微涩者，里虚也，为难治。阳明腑实证用承气汤攻下，大便已下，但第二日又不大便，是否可以再次用承气汤攻下？

需要辨证。阳明腑实证的脉沉滑数有力，此时虽然不大便，但脉微涩，提示里虚不足，当属于太阴病的不大便，是反复攻下损伤津液阳气所致，所以说为难治。当从太阴病论治，不能更与承气汤。

250.太阳病，若吐若下若发汗后，微烦，小便数，大便因鞕者，与小承气汤和之，愈。

太阳病，若吐、若下、若发汗后，损伤津液，出现了里热津伤，表现为微烦、小便数、大便鞕。虽然有阳明腑实证，但无谵语、潮热、手足濈然汗出、腹痛拒按等症状，尚未达到大承气汤的程度，所以与小承气汤和之，愈。

374. 下利谵语者，有燥屎也，宜小承气汤。

大黄四两，酒洗　枳实三枚，炙　厚朴二两，去皮，炙

上三味，以水四升，煮取一升二合，去滓，分二服，初一服，谵语止，若更衣者，停后服，不尔尽服之。

下利、谵语，并不能确定有燥屎，必须伴有里急后重、腹胀、腹痛拒按、舌红苔燥、脉沉滑有力等症状，才能确定为里实热证，才能判断为里有燥屎的阳明腑实证，根据证候轻重决定用大承气汤还是小承气汤。因本条存在谵语，症状急迫，当用大承气汤急下之，而不是小承气汤。

大便难是阳明腑实证的标志性症状，但反过来，阳明腑实证不见得都大便难。本条类似大承气汤的第 256 条"下利……脉滑而数者，有宿食也，当下之，宜大承气汤"。承气汤虽然以大便难为常见的典型的症状表现，但也可能存在下利，因此我们强调要整体辨证，而不是辨症状。

256. 阳明少阳合病，必下利，其脉不负者，为顺也。负者，失也，互相克贼，名为负也。脉滑而数者，有宿食也，当下之，宜大承气汤。

小承气汤可以看作大承气汤的轻证。见到阳明腑实证，尚未达到大承气汤证的程度，就与小承气汤。

遇到阳明腑实证，辨不准用大承气汤还是小承气汤的时候，可以用小承气汤来试探性治疗。

服药方法同大承气汤，如本条方后注："若更衣者，停后服，不尔尽服之。"

第9节 调胃承气汤

大承气汤条文最多，含有调胃承气汤方的条文相对少，只有8条。

248.太阳病三日，发汗不解，蒸蒸发热者，属胃也，调胃承气汤主之。

太阳病三日，太阳病是表证，当发汗，发汗不解，说明不是表证。

蒸蒸发热，其热如蒸，即潮热、壮热，也就是仲景所谓的大热。如麻杏甘石汤条文的"无大热"的大热，指的就是蒸蒸发热。

蒸蒸发热属于阳明里实热盛，无腹满、腹痛、谵语等症状，用调胃承气汤清泄里热。

若伴有大便难、谵语、手足濈然汗出、腹满腹痛，可用大承气汤。

56.伤寒不大便六七日，头痛有热者，与承气汤。其小便清者，知不在里，仍在表也，当须发汗。若头痛者，必衄。宜桂枝汤。

不大便六七日，大便难，同时有头痛、发热，属于里实热证的阳明腑实证，可与承气汤。这里没有潮热、谵语等急迫症状，不是大承气汤证，可与小承气汤或调胃承气汤。

如果是阳明腑实证的不大便、头痛、发热，应该还能见到其他的阳明里实热证的症状，如小便短赤、淋沥涩痛等。此时询问患者，其小便清者，不符合里实热证，反推认为头痛、发热，不属于阳明腑实证的头痛、发热，排除里证，则病位在表，属于表证的头痛、发热，当需解表发汗。

不大便是里证的标志性症状，但表证的时候，肺气郁闭，肺与大肠相表里，也会见到腑气不畅而不大便。所以这里的头痛、发热、不大便六七日也有表证可能，通过小便清，排除了里热的阳明病，说明是表证，当须发汗，宜桂枝汤。

如果是承气汤证的不大便、头痛、有热，里实热盛，也可能会热邪动血而鼻衄。如果是表证的头痛、鼻衄，说明表邪以衄的形式而解，表证已轻，用桂枝汤解表，不用麻黄汤。胡希恕先生认为表证的头痛，也存在一个气上冲的病机，所以桂枝汤证常见表证头痛。

70. 发汗后，恶寒者，虚故也。不恶寒，但热者，实也。当和胃气，与调胃承气汤。

身体强壮、阳气不虚的时候，发汗、汗出之后并无明显的恶寒感，反而身体舒适。就像健壮的人，夏天汗出后神清气爽。

若体质虚、阳气虚的情况下，发汗、汗出之后，带走津液、热量，津液阳气更加损伤，就会出现恶寒或者较平素更明显的恶寒感。临床上遇到以汗出为主诉的患者，可以问汗出后是否有恶风恶寒。若有，则往往属于虚证、阴证。如林黛玉体质更常见。

发汗后，不恶寒，反而觉得热，说明阳气不虚、里热充盛，是阳明病里热证，故曰"实也"。胃家实，与调胃承气汤和胃气，让胃气恢复到和的状态。

胃是指里证的胃肠系统，通过和胃气达到让人体恢复内在的阴阳平和（不寒不热、不虚不实）的状态。

与调胃承气汤，并非一定是调胃承气汤证，还需要根据其他四诊情况来确定。

94. 太阳病未解，脉阴阳俱停，必先振栗汗出而解。但阳脉微者，

先汗出而解，但阴脉微者，下之而解。若欲下之，宜调胃承气汤。

太阳病未解，表证仍然，当先解表或表里双解。

第 12 条有"太阳中风，阳浮而阴弱"的说法。浮取候其阳，沉取候其阴。胡希恕先生认为"脉阴阳俱停"是脉浮取、沉取都停停当当的意思。冯世纶教授认为，停是调停的意思，脉象宁静安静，不是脉停搏。因为脉象宁静、从容和缓，说明阴阳自和，正能胜邪、祛邪外出，故而振栗汗出而解。振栗汗出就是战汗，临床常见正气恢复，以战汗形式达到汗出而表解。

脉浮取为阳，阳脉微者，不是脉微欲绝的微，而是浮取脉偏弱的意思，即脉浮缓或浮弱。先汗出而解，用桂枝汤先其时发汗的意思。

脉沉取为阴，阴脉微者，胡希恕先生认为是脉沉而缓弱。这说明病不在表而在里，下之而解。但并非一定是调胃承气汤证，还是要脉证合参，整体辨证论治。

105. 伤寒十三日，过经谵语者，以有热也，当以汤下之。若小便利者，大便当鞕，而反下利，脉调和者，知医以丸药下之，非其治也。若自下利者，脉当微厥，今反和者，此为内实也，调胃承气汤主之。

"伤寒十三日，过经"，指的是表证已解。出现了谵语，属于里热证，若见到大便难，则属于阳明腑实证，当以承气汤下之。"小便利、大便鞕"是里实热证的典型症状，小便利，津液从小便而走，大便当鞕，不应当下利。

为何而反下利？如果是里阴证太阴病的下利，脉当微（微弱）、厥（四肢厥逆），但此时脉调和，脉有力不虚，说明不是太阴病的下利。

经过追问，发现是医生错误地用了丸药下之，如巴豆之类的温下药，导致了下利。虽然经过错误的下之，脉依然是调和、有力，里实的证候并无改变，仍然可用调胃承气汤下之。

本条的阳明腑实证，只是谵语，而且经过攻下，存在下利，并无腹

第 9 节　调胃承气汤

满腹痛、潮热，并不急迫，不用大承气汤，与调胃承气汤即可。

123. 太阳病，过经十余日，心下温温欲吐，而胸中痛，大便反溏，腹微满，郁郁微烦。先此时自极吐下者，与调胃承气汤。若不尔者，不可与。但欲呕，胸中痛，微溏者，此非柴胡汤证，以呕，故知极吐下也。

太阳病，过经十余日，说明表证已解，病位多在里。

心下温温欲吐，心下就是胃部，胃部不舒服，总想呕吐，虽然吐、下后，但里证依然存在，表现为心下温温欲吐、胸中痛、大便反溏、腹微满、郁郁微烦，以消化道症状为主。

吐、便溏、腹满，加上胸中痛、郁郁微烦，说明邪在心下的胃脘部，是里实热证。腹诊可伴有心下痞鞕、压痛感。此时，即使大便不鞕，也可给予承气汤攻下。

心下温温欲吐、胸中痛、腹微满、郁郁微烦，是热邪在里、气机郁滞，热邪逆于胃则呕、吐，郁阻胸部气机则胸中痛，下迫于肠则便溏而臭，郁阻腹部气机则腹微满，热邪扰心则烦。

本条医案虽有里实热证，但只是腹部微满、便溏，且里热明显，与攻下力量弱、侧重于清热的调胃承气汤即可。

先此时自极吐下者，就是之前存在过分吐下的治疗，古人习惯多用巴豆这样的丸剂温下。所以条文可以调整顺序为：太阳病，过经十余日，（先此时自）极吐下（者），心下温温欲吐，而胸中痛，大便反溏，腹微满，郁郁微烦，与调胃承气汤。

但欲呕，胸中痛，微溏者，此非柴胡汤证。仲景强调要与小柴胡汤方证相鉴别。小柴胡汤证也常有呕、心烦、胸满胸痛、便溏等症状，但不要但见一证便是，不要见到呕、胸中痛、便溏就认为是小柴胡汤证。

柴胡汤证的呕，常伴有心烦、胸胁苦满、嘿嘿不欲饮食、寒热往来、口苦、咽干、目眩等。本条的呕、胸中痛、微溏，是阳明病调胃承气汤证。

207. 阳明病，不吐不下，心烦者，可与调胃承气汤。

甘草二两，炙　芒硝半升　大黄四两，清酒洗

上三味，切，以水三升，煮二物至一升，去滓，内芒硝，更上微火一二沸，温顿服之，以调胃气。

不吐不下，只是心烦。单纯从心烦，无法确认是调胃承气汤证，在阳明腑实证的基础上，以里热明显者，选用调胃承气汤，以调胃气，承顺胃气下行。

心烦常见于热证、阳证，如栀子豉汤证、黄连阿胶汤证、调胃承气汤证、白虎加人参汤证等，皆有心烦，如何鉴别？

还是需要四诊合参，整体来先辨六经继辨方证。不能单纯从心烦一个症状鉴别。栀子豉汤证的心烦是虚烦，为热轻气郁所致，所以栀子豉汤清宣郁热。黄连阿胶汤证的心烦属于心火盛，用黄芩、黄连来苦寒清热，不伴有大便难。调胃承气汤证的心烦伴有里实证，往往有大便难的情况，症状集中在胃肠。白虎加人参汤证，属无形之热盛，不伴有大便难。

249. 伤寒吐后，腹胀满者，与调胃承气汤。

吐法一定程度上也伤胃气，吐后出现了腹胀满，病位在里。单纯从伤寒吐后、腹胀满，无法鉴别是太阴病还是阳明病的腹胀满，必须结合其他四诊信息。

若是太阴病的腹胀满，可考虑厚朴生姜半夏甘草人参汤方证。

66. 发汗后，腹胀满者，厚朴生姜半夏甘草人参汤主之。

与调胃承气汤，当存在阳明腑实证的其他症状表现。阳明腑实证以腹胀满为主症，按常理应予小承气汤。

本条给予调胃承气汤，是因为腹胀满由于吐后所致胃气不和，里热

第 6 节　调胃承气汤

37

郁阻气机，且伴有郁郁微烦等症状。

胡希恕先生认为，吐后气逆，胃常不和，少与调胃承气汤和之则愈，乃常法。

381. 伤寒哕而腹满，视其前后，知何部不利，利之即愈。

哕、腹满都是胃肠消化道的症状，当属于里证。如果是里实证，治法是攻下逐邪，给邪以出路，主要是通利二便，所以要视其前后，知何部不利，利之即愈。

第 10 节　三个承气汤方证鉴别

把方剂看成一个整体，甚至看成是一味药。如麻黄汤是发汗力量最大的方剂，遇到表实证，直接给予麻黄汤，不要纠结麻黄汤里面麻黄、桂枝、杏仁、甘草分别起到什么作用。大承气汤是攻下腑实力量最大的方剂，遇到阳明腑实重证，直接给予大承气汤。

《神农本草经》：大黄，味苦寒，主下瘀血、血闭、寒热，破癥瘕积聚，留饮宿食，荡涤肠胃，推陈致新，通利水谷，调中化食，安和五脏。

大黄是三个承气汤的核心主药。大黄味苦寒，可清热，可破癥瘕积聚，荡涤肠胃，推陈致新，是阳明腑实证的主药。

三个承气汤（表 4）中大黄都是四两，变化的是其他药味。在缺医少药的地区，运用得当，一味大黄同样可以解决阳明腑实证的问题。

表 4　三承气汤方药

大承气汤	大黄四两	枳实五枚	厚朴半斤	芒硝三合	
小承气汤	大黄四两	枳实三枚	厚朴二两		
调胃承气汤	大黄四两			芒硝半升	炙甘草二两

芒硝、朴硝、玄明粉的主要成分都是硫酸钠。一般朴硝经煎炼后呈芒状结晶者称为芒硝，芒硝经风化失去结晶水后变成的白色粉末，俗称玄明粉（元明粉）。

药理研究发现，内服芒硝后，其硫酸离子不易被肠黏膜吸收，存留

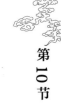

肠内成为高渗溶液，使肠内水分增加，引起机械刺激，促进肠蠕动。

中医认为芒硝咸寒，能把燥屎、鞕便软化，利于排出，所以反推认为芒硝具有咸寒软坚润燥的作用。

大承气汤中，大黄、芒硝攻下，厚朴、枳实行气消胀，互相配合，属于攻下峻剂，所以大承气汤治大实、大满、大痛、大热的阳明腑实重证。

小承气汤去芒硝，泻下及清热作用相对减轻，加大厚朴、枳实剂量，增强消胀除满力量，主症为腹胀、腹满。《金匮要略》还有厚朴三物汤、厚朴大黄汤，药味同小承气汤，只是剂量不同。

调胃承气汤有芒硝，但无枳实、厚朴，比小承气汤清热作用强，但通腑、消胀除满不及小承气。

甘草甘缓，大承气汤证症状急迫、需要急下之的时候不用甘草，以免甘缓不利于攻下。胡希恕先生说临床上大泻下、大利尿剂，如五苓散、猪苓汤、大承气、小承气都不用甘草。

调胃承气汤中的大黄苦寒攻下清热，芒硝咸寒软坚散结，还有咸寒清热的作用，加上甘草起到缓下泄热的目的，所以调胃承气汤虽然攻下力度最弱，但清热力量相对较大。后世的著名清热方剂凉膈散、防风通圣散就是以调胃承气汤为底方。

临床治疗用药的原则，就是适度原则，中病即止。在阳证（正气不虚）的时候，保证安全的前提下，汗吐下三法祛邪的力量可以适当大一些，但需要掌握中病即止。

如表证，解表的力量大一些，分次用药，见汗则止后服。里证的时候，如承气汤证，也可以药物剂量适当大一点，分次用药，见下则止后服。如仲景强调"若一服利，则止后服"。目的都是为了防止损伤人体的津液、阳气。

因为津液是阳气的载体，津液里边蕴含阳、气，过于汗吐下，丢失的不仅是津液，还有阳气。

大承气汤方证是腑实重证，一般的腑实证没有必要用大承气汤。能用桂枝汤发汗的表证，没有必要用麻黄汤，用小承气能够达到攻下目的，没有必要用大承气汤。过大力度的汗吐下三法都会伤津液、伤阳气。就像穿一件衣服就不冷了，没有必要穿两件，否则过犹不及。

如何判定是阳明腑实证的重证呢？在阳明腑实证的基础上，出现了谵语、潮热、手足濈然汗出、腹满腹痛拒按等症状，病情急迫或危重，就是大承气汤的指征。

现在用大承气汤的剂量：生大黄、芒硝 $10 \sim 15g$，厚朴、枳实 $15 \sim 18g$。1 剂药煎煮 2 遍，分成 2 份，$6 \sim 8$ 小时服 1 份。其中芒硝冲化。若不下，更服，若大便已下，停后服。小承气汤、调胃承气汤的服药方法同上。

三承气汤各有其特定的适应证。阳明腑实证重证，如大实、大满、大痛、大热者，大承气汤；阳明腑实证以胃不和、热重为主者，调胃承气汤；阳明腑实证腹胀满为主者，小承气汤。

《伤寒论》中涉及大承气汤的条文共 19 条，但小承气汤的条文只有 6 条，道理比较简单，重证的大承气汤会用了，相比较而言属于腑实轻证的小承气汤、调胃承气汤，就简单了。

需要注意，西药的乳果糖通便、开塞露通便、灌肠等，不能替代承气汤，中医更注重"承气"，腑气通畅、邪热得祛，不仅仅是通便。

第 10 节　三个承气汤方证鉴别

第 11 节 麻子仁丸及蜜煎导方

麻子仁丸也属于承气汤类方。

246. 脉浮而芤,浮为阳,芤为阴,浮芤相抟,胃气生热,其阳则绝。

247. 趺阳脉浮而涩,浮则胃气强,涩则小便数,浮涩相抟,大便则鞕,其脾为约,麻子仁丸主之。

麻子仁二升　芍药半斤　枳实半斤,炙　大黄一斤,去皮　厚朴一尺,炙,去皮　杏仁一升,去皮尖,熬,别作脂

上六味,蜜和丸如梧桐子大,饮服十丸,日三服,渐加,以知为度。

第 246 条是脉浮而芤,第 247 条是脉浮而涩,一个意思。芤脉、涩脉都是不足的脉象,反映了津伤、血虚的特点。因为脉芤、脉涩,津血不足,胃气生热,也就是胃肠道阴虚内热,小便利则进一步损伤津液,其阳则绝,阳就是津液的意思。

麻子仁丸,可以认为是小承气汤加入麻子仁、杏仁、芍药、蜂蜜。小承气汤清热攻下通腑,麻子仁、杏仁富含油脂,有润肠通便的作用。同时杏仁宣肺气,肺主一身之气,肺与大肠相表里,有助于腑气通畅排便。白芍、蜂蜜润肠养津液,蜜煎导方也是利用了蜂蜜的润肠作用。

把第 247 条看作一个医案,核心意思就是:脉浮而涩、小便数、大

便鞕，麻子仁丸主之。脉涩、小便数、大便鞕，都是肠道津液不足的问题，大便鞕有里实，但症状不急迫，采用麻子仁丸润肠缓下以通腑。

服药方法是"渐加，以知为度"。因为病情不急迫，所以从小剂量加起，用小剂量达到治疗目的，中病即止。

麻子仁丸证和承气汤证比较起来，虽然也属于阳明腑实，但症状轻，热不重，不急迫，所以采用丸药治疗，丸者缓也。

麻子仁丸是润肠攻下，适用于阳明腑实的轻证伴有津伤的情况。如果属于太阴病的虚性便秘，不适合长期服用，毕竟麻子仁丸中有小承气，还是以攻下为主，属于阳明病类方。

233.阳明病，自汗出，若发汗，小便自利者，此为津液内竭，虽鞕不可攻下之，当须自欲大便，宜蜜煎导而通之。若土瓜根及大猪胆汁，皆可为导。

蜜煎方

食蜜七合

上一味，于铜器内，微火煎，当须凝如饴状，搅之勿令焦著，欲可丸，并手捻作挺，令头锐，大如指，长二寸许。当热时急作，冷则鞕。以内谷道中，以手急抱，欲大便时乃去之。疑非仲景意，已试甚良。

又大猪胆一枚，泻汁，和少许法醋，以灌谷道内，如一食顷，当大便出宿食恶物，甚效。

阳明病、自汗出、小便自利，津液损伤导致大便鞕。虽鞕不可攻下之，说明存在大便鞕的症状。

大便鞕的原因是津液内竭，用濡润的办法即可通便。内热不著，津液虚损为主，不能攻下，津液恢复则大便不攻自下，宜蜜煎导而通之。类似当前的甘油灌肠、开塞露。

古代没有甘油，采用的就是蜂蜜，做成棍状、挺状，纳入肛门，将干鞭的大便濡润，利于排出。土瓜根、大猪胆汁灌肠，道理类似，都能软化大便，利于排出。

在农村，也有老年人口服蜂蜜或麻油来通便，体现了蜂蜜、麻油的润肠通便作用。遇到蜜煎导方证的时候，可以用开塞露来替代，但蜜煎导方效果更佳，除了润肠通便，还有养津液的作用。

本条的意思是：阳明病，自汗出（津液不足），若发汗（则进一步损伤津液，大便鞭），小便自利者，此为津液内竭，虽（大便）鞭不可攻下之，当须自欲大便，宜蜜煎导而通之。若土瓜根及大猪胆汁，皆可为导。

第12节　桃核承气汤

阳明病的里热分为无形之热、有形之热。

无形之热的治法是清热，无形之热与实邪相结，如痰、食、瘀，即成为有形之热。此时单纯清热是无效的，需要攻下。

无形之热与肠道内糟粕相结于肠道，以大便难、腹胀、腹痛等为主要特点的，是阳明腑实证，需要攻下。

无形之热与瘀血相结，属于瘀热互结，也被称为阳明蓄血证。治法也是攻下，攻下就离不开大黄。

因此，瘀热证的代表方如桃核承气汤、抵当汤丸等也属于承气汤类方。

106.太阳病不解，热结膀胱，其人如狂，血自下，下者愈。其外不解者，尚未可攻，当先解其外；外解已，但少腹急结者，乃可攻之，宜桃核承气汤。

桃仁五十个，去皮尖　大黄四两　桂枝二两，去皮　甘草二两，炙　芒硝二两

上五味，以水七升，煮取二升半，去滓，内芒硝，更上火，微沸下火，先食温服五合，日三服，当微利。

从症状来看，一方面表不解，另一方面其人如狂、少腹急结。从望

诊来看，其人如狂是亢奋状态，神志异常，属阳证，多有热邪。条文说"血自下，下者愈"，说明本证是血不下的，也就是瘀血状态。

少腹急结，急是急迫，结是邪气阻结的意思，表现为少腹部位的疼痛或拒按等症状。病位在少腹，肚脐以下的少腹是人体除却四肢以外最底部的部位，血同津液一样，其性趋下，因此瘀血最容易瘀积的部位就是少腹。

本条的少腹急结，条文解释病机为热结膀胱，不是热结于脏腑的膀胱，只是古人的一个解释，实际是瘀热互结于少腹，热无出路，上扰心神而神昏谵语如狂。

本条是表里合病，先表后里治疗原则的体现。太阳病不解，就是还有表证，即使有里证，也尚未可攻，要先解其外。表证解（外解已）了，才能单纯治里攻下。又如第44条，也是先表后里。

44. 太阳病，外证未解，不可下也，下之为逆，欲解外者，宜桂枝汤。

第44条用桂枝汤解外，其实不一定，还是要看表证的轻重、津液的虚实，有麻黄汤证的时候，还是要用麻黄汤来解表。《伤寒论》有表证、外证的说法，本质上都是指的表证。

桃核承气汤方证是瘀热互结于少腹，血不下，治疗原则就是攻下清热、活血祛瘀配合，攻逐瘀热。

攻下离不开大黄，祛瘀常用桃仁。仲景祛瘀方剂桂枝茯苓丸、大黄䗪虫丸、大黄牡丹汤、《千金》苇茎汤、鳖甲煎丸、抵当汤、抵当丸、下瘀血汤等，都离不开桃仁。后世桃仁常与红花相配，如桃红四物汤、血府逐瘀汤等。

桃核承气汤是调胃承气汤的基础上，合入桃仁、桂枝而成。调胃承气汤攻逐有形的邪热，桃仁、桂枝活血逐瘀。

桃核承气汤方证属于阳明病，瘀热证，为何用辛温的桂枝？其实桃仁、桂枝是仲景的一个药对，如桃核承气汤、桂枝茯苓丸、鳖甲煎丸中桃仁、桂枝同用。桂枝有平冲降逆的作用，如桂枝加桂汤，五苓散中用桂枝也有降逆的作用，小便不利也可以看作气机、水饮不降的表现。

桃核承气汤用桂枝一方面是降逆，其人如狂也是气机上逆。另一方面利用桂枝的辛温以活血，血得温则行、得寒则凝。就如大承气汤是攻下清热的代表方，应该用寒性的药物，但方中仍用苦温的厚朴。虽然桃核承气汤用了辛温的桂枝，但剂量不大，只有二两，不影响方证整体是清热攻下的。

第 13 节　抵当汤、抵当丸

抵当汤、抵当丸，和桃核承气汤一样，都属于阳明蓄血、瘀热互结方。

124. 太阳病六七日，表证仍在，脉微而沉，反不结胸，其人发狂者，以热在下焦，少腹当鞕满，小便自利者，下血乃愈。所以然者，以太阳随经，瘀热在里故也。抵当汤主之。

水蛭三十个，熬　虻虫三十个，去翅足，熬　桃仁二十个，去皮尖大黄三两，酒洗

上四味，以水五升，煮取三升，去滓，温服一升。不下，更服。

病程时间的长短，不能作为表证、里证的诊断标准，具体还是依据四诊合参来定。如第 218 条：伤寒四五日，脉沉而喘满，沉为在里，而反发其汗……虽然四五日，邪气已由表入里了，就不能从表论治。本条是太阳病六七日，表证仍在。

本条看作一个医案，症状是表证仍在、脉微而沉、不结胸、发狂、少腹鞕满、小便自利、血不下。条文说下血乃愈，说明本身是血不下，也就是瘀血、蓄血。病机为热在下焦，即第 106 条桃核承气汤方证的热结膀胱。瘀热在里，热邪与瘀血相结于少腹，所以少腹症状突出，表现为少腹鞕满。

表证仍在，但没有提及具体症状表现。治疗仍然是先解外，依据表证的轻重、津液的虚实，选择麻黄或桂枝类方。外解已，但少腹急结者，少腹鞕满，乃可攻之，用抵当汤。

125. 太阳病身黄，脉沉结，少腹鞕，小便不利者，为无血也。小便自利，其人如狂者，血证谛也，抵当汤主之。

症状是：身黄、脉沉结、少腹鞕、小便自利、其人如狂。诊断是血证。治法是用抵当汤攻逐瘀热。

小便不利为无血，小便自利为血证，有血。说明小便利与不利是诊断或排除血证的鉴别点。阳明腑实证的腹满、腹痛是在大腹，也就是肚脐周围症状更明显。

少腹就是膀胱、胞宫的位置，因此小便或血证的部位在少腹。少腹鞕的时候，首先需要排除是否有水饮的问题，若小便利，也就是小便通畅，说明无蓄水，那就是蓄血证。反之，若小便不利，首先考虑蓄水证，先从水饮论治。

身黄，在发黄章节茵陈蒿汤方证详细讲。身黄的原因在于热不得越，也就是瘀热在里，热无出路，熏蒸肝胆所致的发黄。脉沉结，也反映了瘀热互结、气机郁阻的状态。

本条是瘀热互结，热被瘀血所遏，热无出路，也可有身黄，即后世所谓的瘀热发黄，用抵当汤攻逐瘀热。

126. 伤寒有热，少腹满，应小便不利，今反利者，为有血也，当下之，不可余药，宜抵当丸。

水蛭二十个，熬　虻虫二十个，去翅足，熬　桃仁二十五个，去皮尖　大黄三两

上四味，捣分四丸，以水一升，煮一丸，取七合服之，晬时当下血，若不下者更服。

本条核心意思是：有热、少腹满、小便利，为有血也，当下之，宜抵当丸。

若小便不利，责之水饮，但此处小便利，说明不是水饮问题，而是血证。结合抵当汤的第124条、第125条来看，本条应存在血不下（瘀血）。因为少腹满、小便自利，有血也，属于血证谛也，当存在血不下。且方后注曰：当下血，若不下者更服。说明本方证是血不下的蓄血证、瘀热证，为有血也，治法是当下之，宜抵当丸，攻逐瘀热。

抵当汤、抵当丸方药相同，治法相同，只是剂型与个别药物剂量不一致（表5），所以两个方证可以看成一个。抵当丸中桃仁剂量加大，水蛭、虻虫剂量减少。丸者缓也，汤者荡也，抵当汤与抵当丸的区别是，抵当丸的攻下力量缓，抵当汤攻下力量大。症状急迫用抵当汤，反之用抵当丸。

表 5　抵当汤与抵当丸方药

抵当汤	水蛭三十个	虻虫三十个	桃仁二十个	大黄三两
抵当丸	水蛭二十个	虻虫二十个	桃仁二十五个	大黄三两

237. 阳明证，其人喜忘者，必有蓄血。所以然者，本有久瘀血，故令喜忘。屎虽鞕，大便反易，其色必黑者，宜抵当汤下之。

其人喜忘，精神神志异常。其人喜忘者，必有蓄血，说明蓄血证也就是瘀热证的时候容易喜忘。津血同源，血是阴津所化，瘀血的濡润作用导致大便反易，有瘀血则大便色黑。临床上胃肠道出血的患者，大便多是黑色，典型的表现为柏油样便。

桃核承气汤方证有其人如狂，抵当汤证有发狂、如狂，本条认为其人喜忘的情况是瘀血（蓄血）所致。所以胡老说精神类疾病多有瘀血，瘀热证的时候容易导致精神异常，如桃核承气汤方证、抵当汤丸方证。

257. 病人无表里证，发热七八日，虽脉浮数者，可下之。假令已下，

脉数不解，合热则消谷喜饥，至六七日不大便者，有瘀血，宜抵当汤。

发热七八日、脉浮数，但无表里证，没有发热恶寒的表证，也没有口渴、大便难等里证的表现，无法通过典型症状确定是表证还是里证。

怎么办呢？虽脉浮数者，可下之。由于发热七八日，时间相对长，推测里证可能性大，阳明病邪热内盛也可以表现为脉浮数，洪大有力。

太阳病麻黄汤证的脉是脉浮紧，虽然麻黄汤证也有高热，脉也数，但不提脉数，只是强调脉浮紧。

迟数定寒热，提到脉数，往往说明有热证。本条的虽脉浮数，解释为脉浮大而数，虽无明显里证，但也无明显表证，如发热不恶寒，故辨为阳明病，仲景曰可下之。

无表里证，反推存在半表半里，即少阳阳明合病，可下之，用大柴胡汤的可能性更大。

若是单纯腑实证，当下之而愈。已下，但脉数不解，合热则消谷喜饥，依然热盛而脉数，热能消谷善饥，阳证患者食欲好，阴证患者食欲差，如张飞食欲好，林黛玉食欲差，就说明了阳证多热，能消谷善饥。

至六七日不大便者，大便难，属于阳明里实热证，已下而病不解，说明不是单纯的里实热证，而是瘀热互结，宜抵当汤攻下之。

反过来理解更容易。抵当汤证的患者，瘀热互结于少腹，因为邪不在大肠，所以无大便难的典型里证表现，也无发热恶寒的典型表证，所以说患者无表里证，只是发热七八日、脉浮数。若是腑实证，下之则解。下之不解，脉数不解，说明不是单纯的腑实，而是瘀热证的抵当汤证。

实际上，不能单纯凭无表里证，发热七八日、脉浮数就能下之的，还是要四诊合参、辨证论治。阳明病的发热七八日、脉浮数，没有大便难，更常见白虎汤证。伴有大便难的，才考虑下之。能下之的脉，往往沉数有力，即使脉浮，也是浮数而有力的。

胡希恕先生的经验，流感或重感冒，发汗解表后，高热多日不退，虽脉浮数，若不大便或大便偏干者，多宜下之，常与大柴胡加石膏汤。

若其人发热、呕吐、恶心、乏力，可用小柴胡汤加生石膏和大黄。

258. 若脉数不解，而下不止，必协热便脓血也。

本条接上条。患者无表里证，发热七八日，虽脉浮数者，可下之。下之后有两种情况，第一种是假令已下，脉数不解，合热则消谷喜饥，至六七日不大便者，有瘀血，宜抵当汤。第二种是假令已下，脉数不解，而下不止，必协热便脓血也。

脉数不解，下不止，里热明显，属于协热利，属阳明病的热性下利。热盛灼伤肠道而便脓血，当清热论治。依据仲景思维，当用白头翁汤清热止利。若腹痛明显，可加芍药。或选用时方芍药汤。

第 14 节　阳明蓄血（瘀热互结）诊断标准

阳明蓄血，即瘀热互结证，代表方有桃核承气汤、抵当汤丸。临床上如何诊断？

把桃核承气汤、抵当汤、抵当丸条文涉及的症状归纳总结一下，就能找到规律。

106. 太阳病不解，热结膀胱，**其人如狂，血自下**，下者愈。其外不解者，尚未可攻，当先解其外；外解已，**但少腹急结者**，乃可攻之，宜桃核承气汤。

124. 太阳病六七日，表证仍在，脉微而沉，反不结胸，**其人发狂者**，以热在下焦，**少腹当鞕满**，小便自利者，下血乃愈。所以然者，以太阳随经，瘀热在里故也。抵当汤主之。

125. 太阳病身黄，**脉沉结，少腹鞕**，小便不利者，为无血也。**小便自利，其人如狂者**，血证谛也，抵当汤主之。

237. 阳明证，**其人喜忘者**，必有蓄血。所以然者，本有久瘀血，故令喜忘。**屎虽鞕，大便反易，其色必黑者**，宜抵当汤下之。

257. 病人无表里证，发热七八日，虽脉浮数者，可下之。假令已下，脉数不解，合热则消谷喜饥，至六七日不大便者，有瘀血，宜抵当汤。

258. 若脉数不解，而下不止，必协热便脓血也。

126. 伤寒有热，**少腹满，**应小便不利，**今反利者**，为有血也，当下之，不可余药，宜抵当丸。

从上述条文，可归纳主要症状：

（1）少腹部位异常：少腹急结、少腹当鞕满、少腹鞕、少腹满。

（2）血不下：多表现为女性的月经不下。

（3）二便：小便自利、小便反利；大便反易，其色必黑者；六七日不大便者。

（4）精神的异常：发狂、如狂、喜忘。

（5）脉诊：脉微而沉，脉沉结，脉数不解。脉沉结，说明病位在里，气血瘀滞。脉数说明有热。

诊断及病机：热在下焦、瘀热在里故也、血证、蓄血、久瘀血、有瘀血、有血。

治法：下血乃愈；下之；当下之。

方药：桃核承气汤、抵当汤、抵当丸。

从上述的症状、诊断、病机、治法来看，桃核承气汤、抵当汤丸方证的本质是瘀热互结于少腹部位，表现为少腹急结、少腹鞕满、少腹鞕、少腹满等症状，仲景解释为热在下焦、热结膀胱、瘀热在里，其实就是瘀热互结的蓄血、瘀血。

热无出路，火性炎上，上扰心神，则出现发狂、如狂、喜忘等精神异常表现。蓄血、瘀血的标志性症状是血不下，如表现为女性的月经异常、月经不下，因此女性较男性更容易出现瘀血证。

少腹部位的鞕满，膀胱也在少腹部位，需要除外水饮，如果有小便不利，先考虑水饮，小便正常（自利）则除外水饮，也可以作为一个辅助诊断。有瘀血的时候，大便可以色黑，但不一定。

提出瘀热证的诊断标准：

（1）女性常见。

（2）月经不利，也就是血不下。

（3）多有精神类异常症状。

（4）少腹部位的疼、胀等不适，或有腹诊异常，如压痛、少腹鞭。

临床上，女性的情志类疾病，如精神分裂、躁狂等，需要考虑是否有蓄血证的可能，当首先问其月经是否正常。

第 15 节　桃核承气汤、抵当汤的鉴别要点

　　桃核承气汤、抵当汤丸都是单纯的攻下祛瘀治法，正气不虚，因此归属于阳明病。治法也是以大黄为代表的下法，属于承气汤类方。

　　阳明蓄血证指的就是桃核承气汤、抵当汤、抵当丸三方证。三方证都是阳明蓄血证，瘀热互结于少腹，症状大体相似，都有精神的异常、其人如狂、少腹鞕、血不下等。

　　如何鉴别桃核承气汤与抵当汤（表6）？

　　瘀热互结于少腹，作为有形的病理产物，治法为下法，攻逐邪热，离不开大黄。桃仁是常用的活血逐瘀药物，桃核承气汤主要在于大黄和桃仁的配伍。水蛭、虻虫是动物药，血肉有情之品，要比三棱、莪术活血逐瘀力量更大。

　　在大黄、桃仁配伍基础上加入水蛭、虻虫，就是抵当汤丸方证，适用于久瘀血，也就是顽固性的瘀血、瘀热互结状态。在北京中医药大学读本科的时候，我曾聆听过郝万山教授的课，郝老师曾形象地比喻说大黄是陆军、桃仁是空降兵、水蛭是海军、虻虫是空军，陆海空配合，活血逐瘀力量大。

表 6　桃核承气汤、抵当汤方证鉴别

	攻下、清热	祛瘀	病机
桃核承气汤	大黄、芒硝、甘草	桃仁、桂枝	热重瘀轻
抵当汤	大黄	桃仁、水蛭、虻虫	瘀重热轻

桃核承气汤以调胃承气汤为底方，清热力度大，但活血祛瘀力度明显不如抵当汤，因此热重而瘀轻用桃核承气汤。抵当汤的祛瘀力度大，但清热力度弱，适用于久瘀血，故瘀重而热轻用抵当汤。汤者荡也，丸者缓也，顽固性瘀血、蓄血证，急则抵当汤，缓则抵当丸。

举例《经方实验录》中曹颖甫的三个医案：

病案一

住毛家弄鸿兴里门人沈石顽之妹，年未二十，体颇羸弱。一日出外市物，**骤受惊吓，归即发狂**，逢人乱殴，力大无穷。石顽亦被击伤腰部，因不能起。数日后，乃邀余诊。病已七八日矣，狂仍如故。石顽扶伤出见。

问之，方知病者**经事二月未行**。遂乘睡入室诊察，**脉沉紧，少腹似胀**。因出谓石顽曰：**此蓄血证也，下之可愈**。遂疏桃核承气汤与之。

桃仁一两　生军五钱　芒硝二钱　炙甘草二钱

桂枝二钱　枳实三钱

翌日问之，**知服后下黑血甚多，狂止**，体亦不疲，且能啜粥，见人羞避不出。乃书一善后之方与之，不复再诊。

一个不到 20 岁的年轻女性，平常体质弱，一天外出购买东西的时候骤然受到惊吓，归即发狂，发狂的表现是逢人乱殴，力大无穷，他的哥哥也被击伤。邀请曹老先生去会诊，病已七八日，狂乃如故。

你看曹老先生上来就问什么呢？问月经情况，发现病者月经两月未行。再次强调女性发狂等精神症状的时候，首先要问月经情况。

一问月经两月未行，然后趁其入睡，入室诊察，因为患者睡着了，没办法问少腹疼不疼、胀不胀，但依然能够发现少腹似胀、脉沉紧。

因此，本案判定是蓄血证，用桃核承气汤攻下。服药后下黑血甚多，狂止，疾病就痊愈了。

我们把这个医案剖析总结一下：

症状：女性、发狂、经事二月未行、脉沉紧、少腹似胀。

诊断：蓄血证。

治法：下之可愈。

方证：桃核承气汤。本案病情急迫、病程短，且发狂，故热重为主，首选桃核承气汤。

我们归纳一下：

本身羸弱的年轻女性，骤受惊吓后出现了发狂，脉沉紧，正气不虚，当属于阳证。

月经二月未行，属里证。

故辨六经为阳明病的瘀热证。

热重瘀轻，选桃核承气汤下之。

这个医案也反映了曹颖甫先生的诊治思路，看到女性的发狂，关注什么呢？

第一，关注月经情况；第二，关注少腹部位是否有异常。

病案二

余尝诊一周姓少女，住小南门，年约十八九，**经事三月未行**，面色萎黄，**少腹微胀**，证似干血劳初起。因嘱其吞服大黄䗪虫丸，每服三钱，日三次，尽月可愈。自是之后，遂不复来，意其差矣。

越三月，忽一中年妇人扶一女子来请医。顾视此女，面颊以下几瘦不成人，**背驼腹胀，两手自按，呻吟不绝**。余怪而问之，病已至此，何不早治？妇泣而告曰：此吾女也，三月之前，曾就诊于先生，先生令服丸药，**今腹胀加**，四肢日削，背骨突出，**经仍不行**，故再求诊！余闻而骇然，深悔前药之误。然病已奄奄，尤不能不一尽心力。

第察其情状，皮骨仅存，**少腹胀硬，重按痛益甚。此瘀积内结，不攻其瘀，病焉能除？**又虑其元气已伤，恐不胜攻，思先补之。然补能恋邪，尤为不可。于是决以抵当汤予之。

虻虫一钱　水蛭一钱　大黄五钱　桃仁五十粒

明日母女复偕来，**知女下黑瘀甚多，胀减痛平**。惟脉虚甚，不宜再下，乃以生地、黄芪、当归、潞党、川芎、白芍、陈皮、茺蔚子活血行气，导其瘀积。

一剂之后，遂不复来。后六年，值于途，已生子，年四五岁矣。

年轻女性，十八九岁，月经三月未行，面色萎黄，少腹微胀。曹颖甫先生首先指出女性月经三月未行，就需要考虑瘀血的情况。刚开始的时候，曹颖甫先生给了中成药大黄䗪虫丸，认为服药后能够药到病除，因为大黄䗪虫丸也是活血逐瘀的。过了三个月，女子面颊以下瘦不成人，背驼腹胀，两手按于腹部，呻吟不绝。曹颖甫先生责问家长，为什么不早治呢？

家长就哭泣地说，三月之前曾经在先生处诊治，服了大黄䗪虫丸，腹胀加重了，月经仍然不行。曹老先生这个时候重点诊察了少腹部位，少腹胀硬，重按痛益甚。此时非常明确地诊断为瘀积内结，不攻其瘀，病焉能除？用抵当汤以下之。

大黄䗪虫丸也是一个攻逐瘀血的方子，服大黄䗪虫丸后瘀血不下，说明瘀血比较重，需要加大逐瘀力度，用抵当汤。服抵当汤后，下黑瘀甚多。胀减痛平，后经调理而愈。

我们把这个医案剖析一下：

症状：女性、经事六月未行（经事三月未行、越三月）、少腹胀硬，重按痛益甚。

诊断：瘀积内结。

治法：不攻其瘀，病焉能除？

方证：抵当汤。先攻后补。

本案用抵当汤，为何不用桃核承气汤？在于本案病程长，皮骨仅存，少腹胀硬，重按痛益甚，属于久瘀血，并无发狂、热重的表现，属于瘀重热轻，故不用桃核承气汤，

用抵当汤下之。需要注意，该案本身存在血虚的情况，在抵当汤攻下后，邪去正虚，则给予养血活血治法，活血行气，导其瘀积。

病案三

蓄血一证，见于女子者多矣，男子患者甚鲜。

某年，余诊一红会某姓男子，**少腹胀痛，小便清长，且目不识物。论证确为蓄血，而心窃疑之。乃姑投以桃核承气汤，服后片时，即下黑粪，而病证如故。**

再投二剂，加重其量，病又依然，心更惊奇。

因思此证若非蓄血，服下药三剂，亦宜变成坏病。若果属是证，何以不见少差，此必药轻病重之故也。

时门人章次公在侧，曰：与抵当丸何如？

余曰：考其证，**非轻剂可瘳，乃决以抵当汤下之。服后，黑粪挟宿血齐下。**

更进一剂，病者即能伏榻静卧，**腹胀平，痛亦安**。知药已中病，仍以前方减轻其量，计虻虫二钱，水蛭钱半，桃仁五钱，川军五钱。

后复减至虻虫、水蛭各四分，桃仁、川军各钱半。由章次公调理而愈。

后更询诸病者，盖尝因劳力负重，致血凝而结成蓄血证也。

一个男子少腹胀痛，小便清长，且目不识物。少腹胀痛的时候，少腹部位不是瘀血就是水饮，先问小便情况，发现小便清长，是小便自利，除外了水饮，考虑是瘀血证。

同时伴有目不识物，虽然不是如狂、发狂，但也是涉及头部、神志方面的异常，所以曹颖甫先生辨证为蓄血。从蓄血证论治，初诊用了桃核承气汤，服药后也下黑粪了，但病症如故。

曹颖甫先生思考，到底是不是蓄血证呢？如果不是蓄血证，用桃核承气汤攻下之后应该会加重的，但是也没有加重，所以认为还是蓄血证。

最后加大祛瘀力度，用抵当汤攻下，服药之后黑粪挟宿血齐下，病者即能伏榻静卧，腹胀平，痛亦安。

我们把这个医案剖析一下：

症状：男性、少腹胀痛，小便清长，且目不识物。

诊断：蓄血。

治法：下之，攻逐瘀血。

方证：抵当汤。

本案需要强调一下，前面归纳的诊断标准是女性常见，但没说男性一定没有，只是女性有月经，天然的就比男性更常见瘀血证。

本案是男性，自然无法通过月经情况判断，但患者具备少腹胀痛，且小便清长，除外了水饮，说明是个蓄血证，也就是瘀血证。

先用桃核承气汤下之，病证如故。原因何在？在于本案无发狂，也无热证，瘀重，热象不明显，所以是瘀重热轻，当用抵当汤下之。

通过这个医案，也能再次帮助我们理解桃核承气汤和抵当汤丸的鉴别，热重瘀轻用桃核承气汤，瘀重热轻用抵当汤丸。桃核承气汤更偏重于清热，活血逐瘀的力量要偏弱一些，所以在瘀血重的时候，久瘀血的时候，必须要用抵当汤丸。

用一个思维导图（图4），帮助大家梳理阳明病瘀热证（阳明蓄血）。

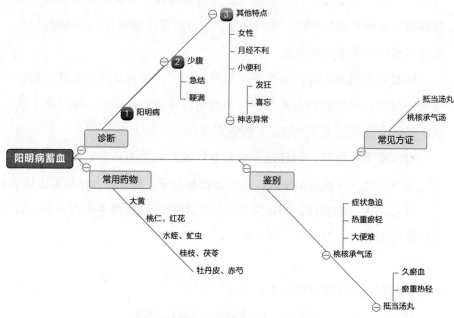

图 4　阳明病蓄血诊断、病机、方证

瘀热互结证是属于阳明病，必须在阳明病的基础之上见到以下症状：首先强调少腹部位的急结、鞕满、疼痛、拒按。其次女性常见，往往表现为月经不利、月经不下。

少腹部位我们需要考虑水饮和瘀血。瘀血证的时候，小便是正常的，通过小便利、小便正常除外水饮，才能佐证是瘀血证。

瘀热上冲，往往伴有神志方面的症状异常，如发狂、喜忘等。

常见方证是桃核承气汤、抵当汤丸三方证。方证之间如何鉴别呢？

症状急迫，热重瘀轻、或伴有大便难的时候，用桃核承气汤。反之，瘀重热轻、久瘀血，用抵当汤。

桃仁是常用活血祛瘀药物，后世常用红花配伍桃仁，如桃红四物汤、血府逐瘀汤。瘀血重，再加入血肉有情之品的动物药水蛭、虻虫，增大祛瘀力度。

通过《伤寒论》《金匮要略》，我们也能筛选出一些常用的活血祛瘀药物的组合，当归、川芎是一组，牡丹皮、赤芍是一组，当然，桂枝、茯苓也是一组。

最后，大家千万不要忘了一个最重要关键的药物，那就是大黄。大黄不仅仅可以通腑、通便，同时大黄也有活血凉血、逐瘀破结的作用。不论是阳明腑实证，还是阳明蓄血证，大黄都是最核心的药物。

《神农本草经》谓大黄：主下瘀血，血闭，寒热，破癥瘕积聚，留饮，宿食，荡涤肠胃，推陈致新。

桃核承气汤、抵当汤、抵当丸都是治疗瘀热证的，可以攻下逐瘀，服药后要关注有无下血表现。案例一的下黑血甚多，案例二的下黑瘀甚多，案例三的黑粪挟宿血齐下，都是强调通过瘀血得下判断是否达到治疗目的。

第 16 节 吐法代表方瓜蒂散

中医祛邪的办法只有三个，汗、吐、下。汗法针对表证，吐、下针对的是里证的实邪，也就是有形的邪气。

举个生活中的例子，能够帮助我们来理解，比如你和朋友外出饮酒，吃得过饱，胃里面撑胀难受，胃气上逆，大家都会去吐一吐，吐出来就好了。这就是通过吐法排邪，邪就是不利于人体健康的因素。误服农药，送到医院急诊，也会洗胃、催吐，这都是吐法的临床具体应用。

但需要注意，必须是有形实邪在胃或胃以上的消化道才能吐。在肠的实邪只能用下法。如果你是昨天和朋友喝酒吃肉，今天肚子疼，都会上厕所拉一拉，没有去吐的。所以一个误服农药的人，送到了急诊，大夫问喝了多久了？假若说昨天喝的，时间过去久了，农药已经不在胃了，洗胃、催吐的意义已经不大了。

吐法的适应证：第一，是有形的邪气，不是无形的。第二，邪气在胃或胃以上的消化道才能用吐法。不是既往教材说的胸膈以上的用吐法，比如胸腔积液，也是在膈以上，能用吐法吗？

瓜蒂散条文在《伤寒论》中有 2 条，《金匮要略》有 1 条，共 3 条。

166. 病如桂枝证，头不痛，项不强，寸脉微浮，胸中痞鞕，气上冲喉咽，不得息者，此为胸有寒也。当吐之，宜瓜蒂散。

瓜蒂一分，熬黄　赤小豆一分

上二味，各别捣筛，为散已，合治之，取一钱匕，以香豉一合，用热汤七合，煮作稀糜，去滓，取汁和散，温顿服之。不吐者，少少加，得快吐乃止。诸亡血虚家，不可与瓜蒂散。

355.病人手足厥冷，脉乍紧者，邪结在胸中，心下满而烦，饥不能食者，病在胸中，当须吐之，宜瓜蒂散。

瓜蒂　赤小豆

上二味，各等分，异捣筛，合内臼中，更治之，别以香豉一合，用热汤七合，煮作稀糜，去滓，取汁，和散一钱匕，温顿服之。不吐者，少少加，得快吐乃止。诸亡血虚家，不可与瓜蒂散。

《金匮要略》：宿食在上脘，当吐之，宜瓜蒂散。

166.病如桂枝证，头不痛，项不强，寸脉微浮，胸中痞鞕，气上冲喉咽，不得息者，此为胸有寒也。当吐之，宜瓜蒂散。

太阳之为病，脉浮、头项强痛而恶寒。病如桂枝证，有桂枝汤的部分症状表现，但实际上不是桂枝汤证，因为头不痛，项不强，只是寸脉稍浮，不是整个脉浮，表证的依据不足。

胸中痞鞕、气上冲喉咽、不得息。鞕和濡是对立的，按之濡软，是邪气不实，按之鞕是邪气实。

胸部有胸腔包裹，不可能按着有鞕的感觉，因此有医家认为胸中痞鞕应当是胸中痞满，自己觉得满、鞕，而不是按着鞕。

胸有寒，也有医家认为应当是胸有痰，痰气上冲，痰涎上逆，导致气上冲喉咽，不得息。

需要明确，吐法针对的是胃或胃以上消化道的有形邪气。大家可以体会，假若自己喝酒吃肉，吃得过多，想上厕所吐一吐时候，你的胃部是什么症状？就是胃里面胀满、难受，乃至于胸部也胀满不适，还有打嗝的表现，就是俗称的打饱嗝，再严重些就是气上冲喉咽，不得息者。

有过呕吐经历的，就会发现，呕吐之前，都会感觉到有一股气从胃脘上冲于喉咽。因此本条的胸中痞鞕，结合第355条的"心下满而烦"，指的是心下胃脘的痞鞕。

人体都有愈疾的自我机能，机体想通过气上冲喉咽，也就是呃逆、呕吐的方法祛除邪气、减轻胃部负担，但无法祛除，故而表现为瓜蒂散方证。

中医的治疗是帮助人体的，在表证的时候，欲汗而不得汗，就用麻黄、桂枝等帮助人体发汗，就是汗法。

在欲吐而不得吐的时候，因势利导用瓜蒂散来帮助人体达到吐邪的目的，可称之为"其高者，因而越之"。

355.病人手足厥冷，脉乍紧者，邪结在胸中，心下满而烦，饥不能食者，病在胸中，当须吐之，宜瓜蒂散。

为便于理解，可调整一下条文顺序为：病人手足厥冷，脉乍紧者，心下满而烦，饥不能食者，邪结在胸中，病在胸中，当须吐之，宜瓜蒂散。

第166条说胸有寒、胸中痞鞕，本条说邪结在胸中、病在胸中。其实瓜蒂散方证是邪在心下、在上脘，由于胃脘不适，波及胸中而胸中不适。

心下满而烦，饥不能食，是邪实停聚胃脘，即宿食在上脘。气机郁阻不利则手足厥冷、脉乍紧。往往伴有气上冲喉咽的胃气上逆。辨为胃脘有实邪，给邪以出路，当须吐之，宜瓜蒂散。

《金匮要略》：宿食在上脘，当吐之，宜瓜蒂散。

怎么看出来宿食在上脘呢？结合前面两条，再结合自身呕吐的经历，就是心下的胃脘部满、总是打嗝，气上冲喉咽，不得息。想吐吐不出来，就会烦，虽饥但不能食。手足厥冷、脉乍紧，就像第 166 条的胸中痞鞕，都是气机郁阻的表现。

通过上述症状表现，审症求因，认为宿食在上脘，即胃有实邪，治疗以吐法祛邪，邪气去则气血调达而恢复正常。本条可以看作瓜蒂散吐之的病机。

瓜蒂散的三个药物：瓜蒂、赤小豆、香豉。香豉就是豆豉。

《神农本草经》：瓜蒂，味苦寒，主大水，身面四肢浮肿，下水，杀蛊毒，咳逆上气，及食诸果病在胸腹中，皆吐下之。

瓜蒂，就是甜瓜的根蒂，大家夏天吃甜瓜的时候可以顺便尝一下，味道是苦的。瓜蒂苦寒，赤小豆味酸，酸苦涌泄，配合豆豉宣散，达到吐邪。古人称之为吐剂中第一品也。

瓜蒂散刺激胃，诱导胃气上逆达到催吐作用，肯定味道不好喝。

服药注意事项：

第 166 条、第 355 条两个方后注都提到了：不吐者，少少加，得快吐乃止。诸亡血虚家，不可与瓜蒂散。

吐法也是祛邪，汗吐下都会伤津液、伤阳气，适用于实证，所以方后注曰：诸亡血虚家，不可与瓜蒂散。

服药方法，采取剂量逐渐加大的方法，少少加，达到一个合适的剂量，以知为度，中病即止，得快吐乃止。当然症状急迫的时候，也可以大剂量，采取少量频服的办法，更好地达到治疗目的。

如果是虚证，正气虚，不能单纯给予吐法，可以配合扶正加吐法的治疗，避免伤正。

吐法及瓜蒂散方证的适用指征：有形的邪气，即实邪，不是无形的邪气，在胃或胃以上的消化道，常见症状为胃脘满、不能食、温温欲吐、气上冲。

邪实在胃，纳差、不能食，胃脘满闷、甚至疼痛，常波及胸中而伴有胸闷症状。胃气上逆，欲吐而不得吐，表现为温温欲吐、气上冲，脉相对有力、不虚。

虽然吐法临床中用得相对少，但治疗理念一定要理解，代表方就是瓜蒂散。

需要注意的是，吐法只是祛邪的方法，通过吐达到祛邪的目的，临床上遇到紧急情况，来不及煎煮瓜蒂散的时候，可以采取其他办法。如遇到一个喝了农药自杀的人，直接洗胃、催吐，比煎煮瓜蒂散催吐更好一些。古人也有用淡盐水催吐的。金元四大家之一的张子和在《儒门事亲》提到可用探吐法，拿物体刺激咽部导致呕吐，拿鹅毛或者直接手指探吐等。

第 17 节　阳明经证白虎汤

阳明病为里阳证，正气不虚，正邪交争有力，具体体现为里实证、里热证，里实是里有实邪，治法是吐、下。里热是里有热邪，治法是清热。

里热分为有形之热和无形之热，也经常被称为阳明腑证和阳明经证。无形之热的治法是清法，即清热，常用药有石膏、芩连柏、栀子等。

白虎汤是阳明病无形之热的代表方，治法属于八法的清法。有形之热的治法不能单纯清热，需要合入祛邪的治法。

下法实际上是寒下，清热＋攻下，不是温下，常用药有大黄，代表方就是阳明腑实证的承气汤、蓄血证的桃核承气汤、抵当汤丸等。

问题来了，怎么鉴别是无形之热还是有形之热？

有形之热就是无形之热与有形的邪气相结，如热与肠道糟粕相结，需要攻下，用大黄，用承气汤类方。热与瘀血相结，也需要攻下。热与痰湿相结，就是痰热证，清热同时需要化痰，都是属于实邪。

对于阳明病而言，最为关注的就是大便。只要确定是阳明病，首先关注有无大便难，有大便难（如便鞭、不大便五六日等），就是阳明病腑实证，用下法，用大黄、承气类方。没有大便难，就是无形之热，不能用下法，不能用大黄，只能用清法，优先选用生石膏的白虎汤类方。

176. 伤寒脉浮滑，此以表有热，里有寒，白虎汤主之。

知母六两　石膏一斤，碎　甘草二两，炙　粳米六合

上四味，以水一斗，煮米熟，汤成去滓，温服一升，日三服。

臣亿等谨按：前篇云，热结在里，表里俱热者，白虎汤主之。又云其表不解，不可与白虎汤。此云脉浮滑，表有热，里有寒者，必表里字差矣。又阳明一证云，脉浮迟，表热里寒，四逆汤主之。又少阴一证云，里寒外热，通脉四逆汤主之，以此表里自差明矣。《千金翼》云白通汤，非也。

219. 三阳合病，腹满身重，难以转侧，口不仁，面垢，谵语遗尿，发汗则谵语，下之则额上生汗，手足逆冷。若自汗出者，白虎汤主之。

350. 伤寒脉滑而厥者，里有热，白虎汤主之。

176. 伤寒脉浮滑，此以表有热，里有寒，白虎汤主之。

白虎汤为阳明无形热盛，正邪交争有力，以热证为主要特点，脉浮滑，也是气血充盛、里热浮越的表现。应当表里俱热，表有热、里有热。

条文曰表有热、里有寒，确实难以理解，不除外传抄错误，胡希恕先生也认为本条难以理解，所以先不强为解释。

219. 三阳合病，腹满身重，难以转侧，口不仁，面垢，谵语遗尿，发汗则谵语，下之则额上生汗，手足逆冷。若自汗出者，白虎汤主之。

为便于理解，本条调整一下顺序为：三阳合病，腹满身重，难以转侧，口不仁，面垢，谵语遗尿，若自汗出者，白虎汤主之。（若）发汗则谵语，（若）下之则额上生汗，手足逆冷。

本条当作一个案例，症状是腹满、身重、难以转侧、口不仁、面垢、谵语、遗尿。为何腹满、身重、难以转侧？胡希恕先生认为有热，但热不实，同时夹有湿邪，表现为湿重的腹满、身重、难以转侧。

湿邪困阻，气机不通，在里则腹胀，在表则身重、难以转侧。

口中和是口不干、不苦，无异常感觉。口不仁是口中异常，也就是

口不和，胡希恕先生认为口不仁是口舌干燥，不知五味。

面垢是面色秽浊，洗不干净的样子，也都是湿热的表现。

热邪扰心则谵语，迫于膀胱则遗尿。

此时是湿热证，里热不实。因为没有大便难，不是有形之热，所以不能下之，下之则虚其里，伤其阳气津液，导致额上生汗，手足逆冷。

虽然有身重、难以转侧，但邪不在表，不能发汗，同时内有湿热，故发汗则谵语，因为用来发汗的麻黄、桂枝都是辛温的，容易助热，热盛扰心则谵语。

湿热证的时候，湿邪困阻气机，发热的特点是身热不扬、汗出不畅。若自汗出者，说明里热已盛，热盛逼迫津液外泄，由之前的湿热证传变为单纯的热证，热把湿邪燥化了，且无大便难的情况，属于无形之热盛，用白虎汤来清热治疗。

本条主要强调三点：

（1）湿热证的时候要清热利湿，只有传变为单纯热证，才能用白虎汤清热。

（2）白虎汤证的主症特点之一是汗出，汗出是里热所致，所以往往伴有发热、不恶寒、反恶热、口干舌燥。

（3）白虎汤证是里证的无形之热，不能发汗、不能攻下。

350. 伤寒脉滑而厥者，里有热，白虎汤主之。

脉滑是里热，厥是四肢逆冷，病机是热深厥亦深，里热导致气机不利、气机不能通达而四肢厥冷，病情危重的时候，也可以认为是真热假寒。热者寒之，白虎汤主之。

白虎汤方药组成：知母六两、石膏一斤、炙甘草二两、粳米六合。
上四味，以水一斗，煮米熟，汤成去滓，温服一升，日三服。

石膏、知母清热，炙甘草、粳米属于甘温益胃的药物。很多人不理解为何白虎汤清热的时候要加护胃的炙甘草、粳米。换个角度想，热盛就要伤津耗气，津气耗伤明显的时候就要加人参，即白虎加人参汤。不明显的时候，单用炙甘草、粳米益气益胃生津，并防止石膏、知母寒凉清热损伤胃气。

白虎汤的适应指征是阳明病，也就是病位在里的阳证，没有大便难，以无形之热为特点，表现为发热、不恶寒、反恶热、自汗出、口舌干燥、脉滑等，都可以用白虎汤来清热。

《神农本草经》：石膏，味辛，微寒。主治中风寒热，心下逆气，惊喘，口干舌焦不能息，腹中坚痛，除邪鬼，产乳，金创。

生石膏清热解凝在于其辛寒。胡希恕先生认为生石膏有解凝作用，其实就在于生石膏味辛，辛能透散，清热的同时有利于气机的透散。太阳阳明合病，用石膏配伍麻黄，也体现了石膏辛寒的优势。

对于热邪所致的凝结，如红肿热痛、淋巴肿大等，都可应用。如胡希恕先生临床经验，急性化脓性腮腺炎常用小柴胡汤加生石膏 60～90g，急性化脓性扁桃体炎常用小柴胡汤加生石膏、蒲公英、桔梗等，急慢性睾丸肿大常用小柴胡汤加生石膏、陈皮、生薏苡仁等，所用治例皆收捷效。

民国时期张锡纯认为"石膏之性，又善清咽喉之热"，遇"其颌下连项，囊肿异常"之蛤蟆瘟，用生石膏四两主治而愈。

这些经验都体现了生石膏辛寒清热的特点，对于无形之热，也能体现火郁发之的辛凉用药特点。

第18节 热盛津伤之白虎加人参汤

《伤寒论》中白虎汤条文有 3 条，白虎加人参汤条文有 5 条。

26. 服桂枝汤，大汗出后，大烦渴不解，脉洪大者，白虎加人参汤主之。

知母六两　石膏一斤，碎，绵裹　甘草炙，二两　粳米六合　人参三两

上五味，以水一斗，煮米熟汤成，去滓，温服一升，日三服。

168. 伤寒若吐若下后，七八日不解，热结在里，表里俱热，时时恶风，大渴，舌上干燥而烦，欲饮水数升者，白虎加人参汤主之。

知母六两　石膏一斤，碎　甘草二两，炙　人参二两　粳米六合

上五味，以水一斗，煮米熟，汤成去滓，温服一升，日三服。此方立夏后立秋前乃可服，立秋后不可服。正月二月三月尚凛冷，亦不可与服之，与之则呕利而腹痛。诸亡血虚家亦不可与，得之则腹痛。利者但可温之，当愈。

169. 伤寒无大热，口燥渴，心烦，背微恶寒者，白虎加人参汤主之。

170. 伤寒脉浮，发热无汗，其表不解，不可与白虎汤。渴欲饮水，无表证者，白虎加人参汤主之。

222. 若渴欲饮水，口干舌燥者，白虎加人参汤主之。

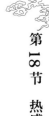

口渴是津液不足、人要饮水自救的一个表现。大渴是形容口渴的程度比较重。

在阳明病的时候，津液不足是热邪耗伤津液所致。而津液是阳气的载体，津液伤也伴随着气伤，所以常说热邪伤津耗气、气阴两伤。

因此，阳明病的时候，口大渴一方面反映了阳明里热，一方面说明伤津耗气的程度重。

26. 服桂枝汤，大汗出后，大烦渴不解，脉洪大者，白虎加人参汤主之。

服桂枝汤，导致大汗出。大汗出后，有可能因为大汗伤津液、伤阳气而陷入于阴证，传变成桂枝加附子汤证，也有可能传变为津液、阳气两虚的芍药甘草附子汤证。

表证发汗陷入于阴证的两大原因：发汗太过，过度伤阳气。同时患者的体质大多本身偏虚，属于阴证。

20. 太阳病，发汗，遂漏不止，其人恶风，小便难，四肢微急，难以屈伸者，桂枝加附子汤主之。

68. 发汗，病不解，反恶寒者，虚故也，芍药甘草附子汤主之。

第 26 条大汗出后，大烦渴不解，脉洪大，是阳证，没有陷入于阴证。推测说明这个患者本身体质强壮，属于阳证，如张飞体质。或者本身就有里热，是太阳阳明合病的状态。

桂枝汤的发汗力度不大，服桂枝汤本不会发大汗，之所以大汗出，在于有里热，桂枝汤的辛温加重了里热，导致了大汗出。因为没有大便难，是无形的热，所以用清法，用白虎汤。

大汗出导致了津气耗伤明显，表现为大烦渴不解，加人参健胃益气生津，就是白虎加人参汤证。

168. 伤寒若吐若下后，七八日不解，热结在里，表里俱热，时时恶风，大渴，舌上干燥而烦，欲饮水数升者，白虎加人参汤主之。

临床上很多病症都是误治而来的，如本条的若吐、若下。反复强调临床辨证要准确，治法要合适，不要误治。有病不治，常得中医。讲的就是不要误治、错治，误治、错治，还不如不治疗，相当于一个中等水平的医生给你治疗。

本条的症状是：表里俱热、时时恶风、大渴、舌上干燥而烦、欲饮水数升者。表里俱热是里热亢盛，即热结在里，并无大便难，如果有大便难，就需要用大黄类方了。

大渴、舌上干燥、欲饮水数升者，是热邪伤津耗气的表现，再加上前面的若吐、若下也损伤津液，已七八日不解，病程相对长，就是一个阳明里热、气阴耗伤的证候。在清热的同时，还要加人参健胃益气生津。

时时恶风，不是表证的恶风，而是气阴两伤后的恶风。胡希恕先生解释为：身体发热，身边的空气相对温度低，就会有恶寒、恶风的感觉。

169. 伤寒无大热，口燥渴，心烦，背微恶寒者，白虎加人参汤主之。

大热指的是承气汤证的蒸蒸发热。无大热，不是没有热，只是说明不是承气汤证的热，没有达到承气汤证。如麻黄杏仁甘草石膏汤的"无大热"，也是这个意思。

里热伤津耗气，气阴两伤则口燥渴，热邪扰心则心烦。此处的"背微恶寒"，和第168条的"时时恶风"是一个道理。白虎加人参汤的背微恶寒、时时恶风，是热邪伤津耗气后的恶寒、恶风，往往不重。

63.发汗后，不可更行桂枝汤，汗出而喘，无大热者，可与麻黄杏仁甘草石膏汤。

162.下后，不可更行桂枝汤，若汗出而喘，无大热者，可与麻黄杏子甘草石膏汤。

170. 伤寒脉浮，发热无汗，其表不解，不可与白虎汤。渴欲饮水，无表证者，白虎加人参汤主之。

脉浮、发热、无汗，是表证，本条说的是太阳阳明合病的情况，要先表后里或表里双解，不能单纯清热。单纯清热容易引邪入里、冰伏邪气，不利于解表。叶天士讲的"在卫汗之可也，到气才可清气"，也是这个道理，有卫分（表）的时候，不能单纯清气，必须先表后里或表里双解。

白虎汤是阳明病清热的治法，没有解表作用，所以说"其表不解，不可与白虎汤"。

无表证者，说明表证已解。

渴欲饮水，是热盛伤津耗气的表现，是白虎加人参汤证，不是白虎汤证。

本条通过"其表不解，不可与白虎汤；无表证者，白虎加人参汤主之"，强调了辨别病位表里的重要性。有表则先表后里或表里双解，无表才能单纯治里。

222. 若渴欲饮水，白虎加人参汤主之。

本条和第170条可以合并为：伤寒脉浮，发热无汗，其表不解，不可与白虎汤。无表证者（表证已解），渴欲饮水，白虎加人参汤主之。

大渴是用白虎加人参汤而非白虎汤

白虎加人参汤的病机在于热盛和气阴两伤，通过条文归纳总结白虎加人参汤方证要点，常见症状：

（1）口渴明显：大烦渴不解、大渴、口燥渴、渴欲饮水。

（2）舌干燥少津液：口干舌燥者、舌上干燥。

（3）虚象：时时恶风、背微恶寒者。

（4）其他里热表现：烦、心烦等。

（5）脉：洪大或洪大而芤。

白虎汤3条条文中都不涉及口渴。相反白虎加人参汤的5条条文，每条都涉及口渴，分别是大烦渴不解、大渴、口燥渴、渴欲饮水。后世认为大热、大汗、大渴、脉洪大是白虎汤四大症，其实是不对的。四大症是白虎加人参汤的适应证，不是白虎汤。

治渴不在石膏，而在人参。胃为水谷之海、营卫之源，人参健胃益气生津而治渴。至于石膏，功在除热。

白虎汤证是阳明病无形之热亢盛，津气未伤或耗伤不明显，用白虎汤清热即可，不需要加人参益气生津。

若病程稍久，热邪必然伤津耗气，表现为口大渴的时候，说明津气耗伤明显，必须加入人参健胃益气生津了。因此可以认为，白虎汤方证＋口大渴＝白虎加人参汤方证。

白虎汤、白虎加人参汤的临床思维

热盛必然伤津耗液，现在医学有输液的办法，直接通过输液来补充。古代没有输液办法，只能通过喝水来补充损伤的津液、容量。喝下去的水还不是津液，如何才能把喝进去的水转化为人体所需要的津液呢？离不开脾胃的运化。

热盛津气两伤，为何加人参，不加生地黄、麦冬？热盛伤津的同时也必然耗气，人参一方面可以健胃运胃，一方面可以益气生津，要远远比单纯滋养津液的效果好。

大家可以想，如果脾胃虚弱、脾不健运的话，生地黄、麦冬、玄参喝到胃里边也不能转化成人体所需要的津液。就像脾胃虚弱的人，喝下去的水汪在胃里，不被人吸收利用，反而加重脾胃负担。因此热盛津气伤的时候，仲景加人参起到健胃益气生津的作用，而不是加生地黄、麦冬、玄参等。

当然，如果津液耗伤明显，在加人参的基础上，养津液的药物也是可以加入的，如竹叶石膏汤中也有麦冬。需要注意，不加人参，只是单纯的加生地黄、麦冬、玄参，是不对的。

我们看一则刘渡舟教授医案，出自《伤寒论十四讲》。

李某，男，52岁。患糖尿病，口渴多饮，饮后复渴，似有水不解渴之感。尿糖阳性，血糖超出正常范围。其人渴而能饮，但食物并不为多，大便亦不秘结。问其小便则黄赤而利，然同饮入之水量比则少。脉来软大，舌红无苔。

辨证为肺胃热盛而气阴两伤之证。此病当属"上消"。治以清上中之热而滋气阴之虚为宜。处方：

生石膏40g　知母10g　甘草6g　粳米一大撮

人参10g　天花粉10g

此方共服五剂，则口渴大减，体力与精神均有好转。化验血糖与尿糖，程度减轻。转方用沙参12g、麦冬30g、天花粉10g、太子参15g、甘草6g、知母6g。此方服10余剂，病情明显好转，后以丸药巩固疗效。

中医临床最终落实在辨证上，西医病名只能作为参考，要看具体的症状表现。

本案的主要症状：口渴、喜饮、小便黄赤、脉大、舌红，辨证属于里热证的阳明病。阳明病又分为无形之热和有形之热，也就是阳明经证和阳明腑证。刘渡舟教授问其二便，大便亦不秘结，除外了有形之热的阳明腑实证，说明是一个无形之热的阳明经证。

本案一个突出的症状表现是口渴多饮，饮后复渴，似有水不解渴之感，是口大渴。同时饮水多而小便利，小便同饮入之水量比相对少，说明津液被热邪所耗伤，也除外了饮一斗小便一斗的阳虚或水饮内停的口渴。

本案在阳明病的基础上，见到口大渴、脉软，说明是无形热盛的同时伴有津气两伤，因此刘渡舟教授辨证为白虎加人参汤证，而不是白虎汤证，并加天花粉来清热生津。

经常有人问，在很多阳明病的医案中，患者有口渴的症状，只是给予白虎汤，并无人参，亦获痊愈。是否说明白虎加人参汤证，给予白虎汤亦可治疗？

里实热证的阳明病，或多或少都会有伤津耗气，假若伤津耗气的程度不重，只是用白虎汤清热，热去则津气不再耗伤，耗伤的津气也能逐渐恢复，同时白虎汤中的粳米、甘草也有一定的健胃生津作用。

因此阳明经证，只是轻度的口渴，没有口大渴，说明津气耗伤轻或不明显的时候，可以不加人参。

但对于白虎加人参汤证的口大渴（津气两伤明显），注意不是一般的口渴，而是大渴，不加人参，耗伤明显的津气是不能复生的。因此，白虎加人参汤方证，必须在石膏、知母清热的基础上加人参健胃生津。

《温病条辨》上焦篇暑温章节：

22. 形似伤寒，但右脉洪大而数，左脉反小于右，口渴甚，面赤，汗大出者，名曰暑温，在手太阴，白虎汤主之；脉芤甚者，白虎加人参汤主之。

26. 手太阴暑温，或已经发汗，或未发汗，而汗不止，烦渴而喘，脉洪大有力者，白虎汤主之；脉洪大而芤者，白虎加人参汤主之。

温病学派吴鞠通认为白虎汤证的症状是"脉洪大而数、脉洪大有力者"，而白虎加人参汤证的脉象是"脉芤、脉洪大而芤者"。芤为不足，以脉芤来突出说明津气两伤。白虎加人参汤方证口大渴背后的病机是津气两伤，津气两伤除了表现为口大渴，还可以表现为脉芤。

阳明病是病位在里的阳证，包含里热证、里实证。治法是吐、下、清。

下法的代表药物是大黄，清法的代表药物就是生石膏。

见到阳明里热的时候，先看是否有大便难，有大便难就是阳明腑实证（有形之热），用大黄类方。无大便难就是阳明经证（无形之热），用清法。

若以无形之热为主，首选生石膏类方，用白虎汤。在白虎汤基础上，因热盛耗伤气阴，气阴两伤明显的，加人参，即白虎加人参汤。气阴两伤常表现为口大渴、脉洪大中有虚象，如脉芤或弱。

前面刘渡舟教授的医案就是脉来软大，也反映了气阴两伤的特点。

《续名医类案》：翁具茨感冒壮热，舌生黑苔，烦渴，势甚剧。诸昆仲环视挥泪，群医束手。缪（缪仲淳）以大剂白虎汤加人参三钱，一剂立苏。或问缪，治伤寒有秘方乎？缪曰：熟读仲景书即秘方也。

这个医案，壮热、舌生黑苔、烦、渴，是阳明里热，没有大便难，确定是阳明经证的无形之热，当清热。此时烦渴、势甚剧，渴的程度重，不单是热盛，而且津气两伤明显，故用白虎加人参汤，一剂立苏。

熟读仲景书即秘方也，这句话提示我们，要通过熟读《伤寒论》，构建起六经辨证的体系，在体系指导下去先辨六经继辨方证，开出来的方都能达到秘方的疗效。

第 19 节　竹叶石膏汤

竹叶石膏汤属于白虎汤类方。

397. 伤寒解后，虚羸少气，气逆欲吐，竹叶石膏汤主之。

竹叶二把　石膏一斤　半夏半升，洗　麦门冬一升，去心　人参二两　甘草二两，炙　粳米半斤

上七味，以水一斗，煮取六升，去滓，内粳米，煮米熟，汤成去米，温服一升，日三服。

可以认为竹叶石膏汤是在白虎汤、白虎加人参汤基础上加减而来。从竹叶石膏汤的药物组成、剂量来看，虽然去知母，但生石膏剂量一斤，和白虎汤、白虎加人参汤的剂量一样，还加了竹叶二把，所以竹叶石膏汤的清热力度并不比白虎汤弱，说明竹叶石膏汤方证的里热也重。

本条的伤寒解后，不应当理解为疾病或发热解除，而是伤寒表证解，但里热依然明显。

虚羸、少气，是热盛津气两伤的表现，胃气不足则气逆欲吐。在白虎汤清热的同时，一方面要健胃益气生津，加人参，一方面照顾到气逆欲吐的胃气上逆，加半夏和胃降逆止呕。

为何去知母，加竹叶？竹叶相对轻清，清热除烦的同时，相比较知母而言，苦寒伤胃的弊端要小一些。

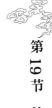

热病气阴两伤的时候，人参是要药，如白虎加人参汤。若津液损伤明显，在人参健胃益气生津的基础上，才可适当加入滋养津液的药物，如麦冬，如前面刘渡舟教授的白虎加人参汤医案也加入了天花粉增强生津作用。

假若缺少了人参的健胃作用，缺少了阳气的运化，加入再多的麦冬、生地黄，也不能真正化生出津液来，反而会伤胃气。所以仲景关注阳气，即使在白虎汤证伴见气阴两伤的时候，也只是加人参，而不是加生地黄、麦冬。

通过下表（表7），能够看出，治疗是逐渐深入的。阳明里热初期，只是白虎汤清热，见到气阴两伤，加人参。

表7　白虎汤、白虎加人参汤、竹叶石膏汤方证

	清热	健胃益气生津		降逆	备注
白虎汤	知母六两 石膏一斤	炙甘草二两 粳米六合			白虎加 人参汤去人参
白虎加 人参汤	知母六两 石膏一斤	炙甘草二两 粳米六合	人参三两		
竹叶石 膏汤	竹叶二把 石膏一斤	炙甘草二两 粳米六合	人参二两 麦门冬一升	半夏半升	白虎加人参汤去 知母，加竹叶、 麦冬、半夏

在气阴两伤基础上，出现了虚羸少气、气逆欲吐，气阴耗伤更加明显，在人参基础上再加麦冬增强生津，加半夏和胃降逆，用轻清的竹叶替代苦寒的知母。

本方有人参、麦冬，也有后世生脉散方义。

第 20 节　麦门冬汤

《金匮要略》大逆上气，咽喉不利，止逆下气者，麦门冬汤主之。

麦门冬汤方

麦门冬七升　半夏一升　人参二两　甘草二两　粳米三合　大枣十二枚

上六味，以水一斗二升，煮取六升，温服一升，日三夜一服。

大逆上气，也有版本是火逆上气，主要症状是上气、咽喉不利。咽喉不利是气阴两伤、胃气上逆所致。

止逆下气，在人参、麦冬、甘草、大枣、粳米健胃益气生津基础上，再加半夏和胃降逆。

竹叶石膏汤包含麦门冬汤，也可以认为麦门冬汤去大枣，加竹叶、石膏就是竹叶石膏汤。

气阴两伤导致了虚羸少气，胃气上逆，气逆欲吐，咽喉不利，就是麦门冬汤。如果热重，可再加竹叶、石膏，就是竹叶石膏汤。热不重，不用竹叶、石膏，就是麦门冬汤（表 8）。

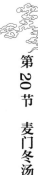

第 20 节　麦门冬汤

表 8　竹叶石膏汤、麦门冬汤方证

竹叶石膏汤	竹叶二把 石膏一斤	炙甘草二两 粳米六合	麦门冬 一升 人参二两	半夏 半升		里热亢盛， 津气两伤， 胃气上逆
麦门 冬汤		炙甘草二两 粳米六合 大枣十二枚	麦门冬 七升 人参二两	半夏 一升	竹叶石膏汤 去竹叶、石 膏，加大枣	津气两伤， 胃气上逆， 咽喉不利

　　白虎汤、白虎加人参汤、竹叶石膏汤、麦门冬汤，是以白虎加人参汤为核心的。

　　大热、大汗、大渴、脉洪大是白虎加人参汤方证，大热、大汗、脉洪大是热盛的表现，大渴反映了热盛伤津耗气的病机。

　　没有大渴的时候，说明津气耗伤不明显，去人参，用白虎汤就行。

　　若津气耗伤明显的同时，胃气同样受损，表现为虚羸少气、气逆欲吐，用竹叶替代知母配合石膏清热，在人参、粳米、甘草健胃益气生津的基础上，再加麦冬养阴，加半夏和胃降逆，就是竹叶石膏汤。

　　如果没有里热亢盛，或经治疗后里热已轻，只是津气两伤，胃气上逆，咽喉不利，可以去清热的石膏、竹叶，用麦门冬汤。热病后期肺胃津液不足的咳嗽，多见麦门冬汤方证。

　　疾病具有动态演变，如一个体质强壮的人外感，常表现为麻黄汤证，若里有热，则是大青龙汤证。

　　给予解表后，传变为阳明病，有大便难，就是承气汤，没有大便难就是白虎汤。

　　过了几天，热邪耗伤气阴，就成了白虎加人参汤方证；再过几天，气阴进一步耗伤，就成了竹叶石膏汤。

　　经过治疗，邪去热清，以津气两伤为主、胃气虚弱，就成了麦门冬汤。单纯的气阴两伤，也可以用后世的生脉散。以津伤为主，胃气不弱，也可以考虑温病方剂沙参麦冬汤等。

　　欲穷千里目，更上一层楼。学习经方要有一个体系，有一个整体观，站在高处，来看这些方证的鉴别和临床应用，会更加清晰明了。

第21节　苦寒清热的大黄黄连泻心汤

热者寒之，生石膏是辛寒药物的代表。黄芩、黄连、黄柏是苦寒清热药物的代表，因三者性味近似，可以把三味药物看成一味药物。芩连柏苦寒清热的代表方是大黄黄连泻心汤，后世有黄连解毒汤等。

大黄黄连泻心汤共2条。

164.伤寒大下后，复发汗，心下痞，恶寒者，表未解也。不可攻痞，当先解表，表解乃可攻痞。解表宜桂枝汤，攻痞宜大黄黄连泻心汤。

154.心下痞，按之濡，其脉关上浮者，大黄黄连泻心汤主之。

大黄二两　黄连一两

上二味，以麻沸汤二升渍之，须臾绞去滓，分温再服。臣亿等看详：大黄黄连泻心汤，诸本皆二味，又后附子泻心汤，用大黄、黄连、黄芩、附子，恐是前方中亦有黄芩，后但加附子也，故后云附子泻心汤。本云加附子也。

第164条，伤寒大下后、复发汗，都是错误的治法，引邪入里，导致心下痞。恶寒者，表未解也，不可攻痞，当先解表，表解乃可攻痞。虽然邪气入里，但表证未解，属于表里合病。

本条强调了表里合病的情况下，先表后里，表解乃可攻痞。解表有两大方证，麻黄方证和桂枝方证，因为是大下后、复发汗，津液已伤，只能用桂枝汤解表。

攻痞宜大黄黄连泻心汤，痞就是第 154 条的心下痞。按之濡，不是按之鞕，说明这个痞是虚性的，是热邪与气郁阻于心下所致，并非实邪，没有达到需要攻下的程度。

那为何要用大黄呢？本方证大黄的用法是"麻沸汤二升渍之，须臾绞去滓，分温再服"。就是用煮沸的水冲泡大约 10 ～ 15 分钟，用其气而不用其味，起到清热的作用，不是攻下通便，取其清热而不用其攻下。

所以大黄黄连泻心汤证本身没有大便难，是无形之热，不是有形之热，不是阳明腑实，属于阳明经证的无形之热，是无形之热与气相结于心下，所以是按之濡，按之不痛或按之不鞕。

其脉关上浮者。本方证属于阳明病，热邪浮越所致的脉浮，不是表证的脉浮，就像白虎汤证可以表现为脉浮滑。表证的脉典型是浮紧，有收缩、紧张的感觉，而热证的脉浮是邪热外越，所以是关上浮，且伴有滑大有力。

两个条文可以合并为：伤寒大下后，复发汗，心下痞，恶寒者，表未解也。不可攻痞，当先解表，解表宜桂枝汤。心下痞，按之濡，其脉关上浮者，表解乃可攻痞，攻痞宜大黄黄连泻心汤。

关于方药组成，林亿认为附子泻心汤有黄芩，所以本方也应该有黄芩，即大黄、黄连、黄芩。本方是否具有攻下作用，与方中大黄的用法有关。

原方是麻沸汤渍之，攻下力量很弱，主要起到清热作用。如果伴有大便难，需要攻下，可以把本方变成汤剂煎煮，或大黄适当增大剂量或后下煎煮。没有大便难，大黄剂量减少或大黄同煎就行。

《金匮要略·惊悸吐衄下血胸满瘀血病脉证并治第十六》：

心气不足，吐血，衄血，泻心汤主之。

大黄二两　黄连　黄芩各一两

上三味，以水三升，煮取一升，顿服之。

胡希恕先生常用本方治疗衄血、吐血，认为治疗衄血百发百中。原因何在呢？在于吐血、衄血多属于血热，脏腑辨证归于心火或胃火亢盛，所以用本方苦寒清热、苦寒直折治疗有效。

《中国百年百名中医临床家丛书——胡希恕》载胡希恕先生医案：

赵某，男性，53岁，病历号154112，1965年4月2日初诊。发现高血压20多年，常头疼失眠，近一月来常鼻衄，烦躁心慌，大便干，血压170～200/130～140mmHg，苔黄，舌红脉弦数。

胡希恕先生辨证属里热上犯，治以清泄里热，与泻心汤：

大黄10g　黄连6g　黄芩6g　生地炭10g

结果：上药服三剂，大便通畅，心烦已，睡眠好转。因时有胸闷，改服大柴胡汤合桂枝茯苓丸加生石膏，服1个月，鼻衄未作，血压在150～160/100～110mmHg。

本案的辨证要点，阳明病的基础上以鼻衄、烦躁、失眠为主症。从脏腑辨证来看，是心火亢盛，热迫血行，用本方苦寒清热。同时伴有大便干，大黄剂量可适当增大，再加生地炭清热凉血止衄。

151. 脉浮而紧，而复下之，紧反入里，则作痞，按之自濡，但气痞耳。

脉浮而紧，病在表，如麻黄汤证。表未解而下之，则引邪入里，形成痞。

本条和第164条类似，都是表证错误的下之，导致邪气入里，出现了痞。

按之自濡，但气痞耳，尚未邪实，只是邪热与无形之气郁结于心下。

如果辨证属于阳明病的心下痞，按之濡，且表证已解，可以考虑大黄黄连泻心汤方证。

大黄黄连泻心汤方证属于阳明病，里热亢盛，常见于平素体质健壮、舌红脉大有力的患者。

本方证与白虎汤如何鉴别？都是阳明病的无形热盛，白虎汤偏于大热、大汗、脉洪大，热邪浮越。大黄黄连泻心汤的热更偏于后世脏腑辨证认为的心火热盛。

阳明病的基础上，见到口舌生疮、口苦、烦躁、舌红、脉大有力，伴或不伴大便难，均可应用。

曾治疗一例支气管扩张伴咯血的患者，服三七粉无效，给予大黄黄连泻心汤各 10g 冲泡服，止血效果好。

第 22 节　陷入于阴证之附子泻心汤

附子泻心汤是大黄黄连泻心汤加入附子一枚。

164. 伤寒大下后，复发汗，心下痞，恶寒者，表未解也。不可攻痞，当先解表，表解乃可攻痞。解表宜桂枝汤，攻痞宜大黄黄连泻心汤。

154. 心下痞，按之濡，其脉关上浮者，大黄黄连泻心汤主之。

155. 心下痞，而复恶寒汗出者，附子泻心汤主之。

大黄二两　黄连一两　黄芩一两　附子一枚，炮，去皮，破，别煮取汁

上四味，切三味，以麻沸汤二升渍之，须臾绞去滓，内附子汁，分温再服。

附子泻心汤的心下痞就是大黄黄连泻心汤的心下痞。大黄黄连泻心汤证是阳明病，应当发热、不恶寒、反恶热，附子泻心汤证的恶寒、汗出，说明陷入于阴证了。

附子泻心汤的汗出、恶寒，不是表证的汗出、恶寒，而是阴证的汗出、恶寒。病机类似第 60 条、第 68 条、第 70 条。

60. 下之后，复发汗，必振寒，脉微细。所以然者，以内外俱虚故也。

68. 发汗，病不解，反恶寒者，虚故也，芍药甘草附子汤主之。

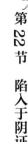

70.发汗后，恶寒者，虚故也。不恶寒，但热者，实也。当和胃气，与调胃承气汤。

第 164 条，伤寒大下后、复发汗，出现心下痞，分成三种情况：

第一，表未解，不可攻痞，当先解表。

第二，表解乃可攻痞，虽然经过大下、复发汗，若仍属阳证，表现为"按之濡，其脉关上浮者"，给予大黄黄连泻心汤。

第三，由于经过大下、复发汗，阳气津液损伤明显，陷入于阴证，表现为汗出、恶寒。在大黄黄连泻心汤基础上，再加附子温阳扶正，即附子泻心汤。

大黄黄连泻心汤、附子泻心汤的三条条文可以合并为：

伤寒大下后，复发汗，心下痞。恶寒者，表未解也。（表证未解，依然属于阳证，治疗先表后里。）不可攻痞，当先解表，解表宜桂枝汤。心下痞，按之濡，其脉关上浮者，表解乃可攻痞，攻痞宜大黄黄连泻心汤。（表证已解，但陷入于阴证）心下痞，而复恶寒汗出者，附子泻心汤主之。

表证的错误治疗，如大下后、复发汗等，导致表邪内陷，形成了阳明病的心下痞，同时表未解，治疗要先解表，用桂枝汤解表后，才能用大黄黄连泻心汤攻痞。

如果表已解，虽有阳明病的心下痞，但由于错误治疗伤阳伤津液，陷入阴证，在大黄黄连泻心汤基础上加入附子温阳，就是附子泻心汤。

临床上对于汗出为主诉的患者，经常问汗出后怕冷吗？汗出后不恶寒、反恶热，是阳证。汗出后恶寒是阴证。

如阳证的张飞体质，汗出后反而舒服，不恶寒。如阴证的林黛玉体质，本身阳虚，汗出后带走热量，更加虚寒，就表现为汗出后恶寒。

如第 70 条的"发汗后，恶寒者，虚故也。不恶寒，但热者，实也"。

在第 304 条附子汤，也有背恶寒的表述，当灸之、温之，用附子。

70. 发汗后，恶寒者，虚故也。不恶寒，但热者，实也。当和胃气，与调胃承气汤。

304. 少阴病，得之一二日，口中和，其背恶寒者，当灸之，附子汤主之。

附子泻心汤，很多人并不理解为何大寒的大黄、黄连、黄芩与大热的附子并用。寒热并用，是否寒热互相抵消？古人思考过，寒热并用，各自发挥清热、温阳散寒的作用，并行不悖，各得其所宜，寒热不会互相抵消。

我们不过多追究条文背后的病机，而是强调在大黄黄连泻心汤基础上，见到阴证的汗出、恶寒，有是证用是方，即可加入附子温阳，就是附子泻心汤方证。

20. 太阳病，发汗，遂漏不止，其人恶风，小便难，四肢微急，难以屈伸者，桂枝加附子汤主之。

第 20 条桂枝加附子汤的汗出、恶风，是遂漏不止的大汗出，导致阳气损伤、陷入阴证，出现了阴证的恶风，所以加附子，与附子泻心汤的汗出、恶寒，是一样的道理，陷入于阴证，所以加附子。

白虎汤证是阳明里热，热邪伤津耗液，津气耗伤明显的时候就需要加人参。同理，大黄黄连泻心汤，也会里热伤津耗气，汗出过多，也有加人参的机会。

在大黄黄连泻心汤基础上，大汗出、汗出过多，出现了汗出不止（阳虚不能固摄）、恶寒的时候，属于机体功能沉衰，陷入于阴证了，需要加附子，就是附子泻心汤。按照这个道理，有白虎加人参汤，那有没有白虎加附子汤的情况呢？

附子泻心汤方证，大黄、黄连、黄芩与附子并用，说明寒热均明显，此时热象仍重，故仍用大黄黄连泻心汤清热，汗出、恶寒，阳虚，陷入阴证，再加入附子温阳，振奋人体机能。

大黄黄连泻心汤的脉是关上浮，滑大有力，推测附子泻心汤方证的脉应当有沉弱之象。类似白虎汤证是脉洪大，白虎加人参汤证是脉洪大而芤。

从六经归属来看，附子泻心汤证属于寒热错杂的阳明太阴合病，虽有内热，但阳气已虚，加入附子以振奋人体沉衰的机能，严格上已经属于太阴病了。为了比较，和大黄黄连泻心汤证一起放在阳明病篇学习。

第 23 节　黄连阿胶汤

黄连阿胶汤、黄芩汤也是以黄芩、黄连为主药，属于芩连柏类方，具有苦寒清热作用。黄连汤虽然也有黄连，但属于寒热并用，归属于半表半里阴证的厥阴病。

303.少阴病，得之二三日以上，心中烦，不得卧，黄连阿胶汤主之。

黄连四两　黄芩二两　芍药二两　鸡子黄二枚　阿胶三两

上五味，以水六升，先煮三物，取二升，去滓，内胶烊尽，小冷，内鸡子黄，搅令相得，温服七合，日三服。

173.伤寒胸中有热，胃中有邪气，腹中痛，欲呕吐者，黄连汤主之。

黄连阿胶汤的主症是心中烦、不得卧，是心火亢盛的表现。心火的标志性症状是口舌生疮、心情烦躁、失眠不寐、出血等。黄连汤是胸中有热，热在胸中，最容易出现心烦的情况，就是心火亢盛，用黄连来命名本方，就体现了黄连苦寒清热、擅长清心火的特点。

第303条冠以少阴病，不一定是少阴病。得之二三日以上，不是疾病初起。把条文看作一个医案，症状就是心中烦、不得卧。以方测证来看，黄连、黄芩清热，存在心火亢盛、热扰心神。

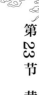

冠名少阴病，可能平素有气血津液不足的情况，加之热邪伤津，心火耗伤心血，黄连、黄芩清热的同时，再加芍药、阿胶、鸡子黄滋阴养液、养血安神，属于清热滋阴并用的治法，清热减少热邪消耗津液，滋阴也有助于清热，互相配合。

　　临床上辨证为阳明病，心火亢盛伴有津血不足，即可应用黄连阿胶汤，并不局限于不寐病证。如果没有津血不足，用大黄黄连泻心汤即可。

　　如何鉴别黄连阿胶汤证的心烦不得卧和栀子豉汤证的虚烦不得眠？

　　栀子豉汤证是虚热郁于胸膈，没有阴虚血虚的情况，以心中懊憹、反复颠倒、胸中窒、心中结痛等症状为主，属于心烦兼有气郁，虽有热，但热不实不重，不用黄芩、黄连清热，称之为虚烦。

　　栀子豉汤只是清宣郁热，清热的力量并不大，针对的是虚热、郁热（热不重）。黄连阿胶汤证是热重伴有阴虚，舌质必然是红绛的，而且干燥、少津液，重点在于黄连、黄芩苦寒清心火，芍药、阿胶、鸡子黄养津血，是苦寒清热滋阴并用的。

第 24 节　阳明下利的白头翁汤

黄芩、黄连、黄柏苦寒清热，临床也常用于肠道湿热下利。如葛根芩连汤证、白头翁汤证、黄芩汤证等，都是阳明热利，属于湿热证范畴。

32. 太阳与阳明合病者，必自下利，葛根汤主之。

葛根汤证是太阳病的方证，虽然条文冠以太阳与阳明合病，但实际上，即使存在太阳阳明合病，其主要矛盾在于表证不解，阳明里热下利的症状不重，所以用葛根汤解表，表解则下利自止。

太阳阳明合病的下利，如果阳明里热比较明显，下利症状急迫的时候，就不能只用葛根汤来解表，就需要表里双解，解表的同时合入清热止利，就是葛根芩连汤的思路，或者葛根汤加黄芩、黄连。

如果表证已解，只是阳明病里热下利，轻者用葛根汤去葛根，即单用黄芩、黄连，重则用白头翁汤。

371. 热利下重者，白头翁汤主之。

白头翁二两　黄檗三两　黄连三两　秦皮三两

上四味，以水七升，煮取二升，去滓，温服一升，不愈，更服一升。

367. 下利，脉数而渴者，今自愈。设不差，必清脓血，以有热故也。

373. 下利欲饮水者，以有热故也，白头翁汤主之。

第 371 条的热利下重，热性的下利，属于阳明病。下重即里急后重，里急即形容腹部不适、有急迫排便的感觉，后重指大便有重滞难出的感觉，有排便不尽感。里急后重也是湿热痢疾、湿热下利的常见表现。

湿性黏滞、阻滞气机、腑气不畅，虽然下利，但排便不痛快、甚至伴有腹部胀满疼痛等症状表现。

第 373 条下利欲饮水，欲饮水就是口渴，是热证、阳证的下利，即阳明下利。热证的时候容易伤津液，多见口渴喜饮。因此口渴是辨寒热、辨阴阳的一个要点。

第 367 条下利、脉数而渴，下利是里证，脉数、口渴是热证、阳证，即阳明下利。里热不解，损伤肠络出血，可导致便脓血。

上述三条，都是一个病机，下利是里证，通过下重、欲饮水、脉数而渴、清脓血，来说明这是一个热证的下利，病机是"以有热故也"，属于阳明病。

因此三条条文可以归纳总结为：下利、热利，或下重，或欲饮水者，或脉数而渴，以有热故也，（甚者）必清脓血，白头翁汤主之。

277. 自利不渴者，属太阴，以其脏有寒故也，当温之，宜服四逆辈。

下利属于里证，若口不渴，说明没有热，属于寒证、阴证，就是里阴证的太阴病，病机是"以其脏有寒故也"，治法是当温之，用方为四逆辈。

临床上辨寒热的一个关键就是问其是否口渴、是否欲饮、喜热饮还是喜冷饮、饮后是否舒服。可以认为第 277 条是张仲景的一个简单的临床医案，麻雀虽小五脏俱全，有症状（自利不渴）、有诊断（属太阴）、有病机（以其脏有寒故也）、有治法（当温之）、有方药（宜服四逆辈）。

自利不渴者，属太阴。那么自利而渴者呢？其实就是白头翁汤方证。

373. 下利欲饮水者，以有热故也，白头翁汤主之。

完全可以仿照第 277 条的思路，将第 373 条修改为：

自利不渴者，属太阴，以其脏有寒故也，当温之，宜服四逆辈。

自利而渴者，属阳明，以其脏有热故也，当清之，白头翁汤主之。

《神农本草经》认为白头翁是味苦温，但后世本草大多认为白头翁是苦寒的。白头翁汤中四味药黄连、黄柏、白头翁、秦皮，都是苦寒清热、燥湿坚阴止利。其中黄连、黄柏是本方的核心药物，《伤寒论》涉及热性下利的方证，如葛根芩连汤、白头翁汤、黄芩汤，包括厥阴病寒热错杂久利的乌梅丸，多以黄芩、黄连、黄柏为主药。

白头翁汤证属于阳明病，里热重，因此条文更强调脉数、渴、欲饮水的症状。下利，也离不开湿邪的因素，白头翁汤常见于湿热痢疾或湿热下利，湿热阻滞气机、腑气不畅，所以有下重（里急后重）感，甚至痢疾便血（**必清脓血**）等。

白头翁汤方证常见症状为：阳明下利，往往伴有里急后重、大便臭秽、口渴、心烦、舌红、苔黄腻、脉滑数等，常见于体质健壮的人。

第 24 节　阳明下利的白头翁汤

第25节　葛根芩连汤与白头翁汤的鉴别

　　葛根芩连汤是太阳阳明合病的热利，表未解，治疗是表里双解。白头翁汤是单纯的阳明病热利，这是二者最大的鉴别点。

　　34. 太阳病，桂枝证，医反下之，利遂不止，脉促者，表未解也，喘而汗出者，葛根黄芩黄连汤主之。

　　葛根半斤　甘草二两，炙　黄芩三两　黄连三两

　　上四味，以水八升，先煮葛根，减二升，内诸药，煮取二升，去滓，分温再服。

　　见到一个热性下利的时候，先别着急考虑用葛根芩连汤还是白头翁汤，而是先辨六经，看这个患者的六经归属，如果是太阳阳明合病，就用葛根芩连汤，如果是阳明病，没有表证，就用白头翁汤。

　　大承气汤也有自利清水的下利，也可看作热利，如何鉴别？看有无腑实证，有腑实证，用大黄、承气汤类方。无腑实证，无实邪，只是里热，用白头翁汤加减，不用大黄。

　　我们看《经方实验录》中曹颖甫先生医案：

　　案例一

　　李孩，疹发未畅，下利而臭，日行二十余次，舌质绛，而苔白腐，唇干，目赤，脉数，寐不安，宜葛根芩连汤加味。

粉葛根六钱　细川连一钱　淮山药五钱　生甘草三钱

淡黄芩二钱　天花粉六钱　升麻钱半

李孩服后，其利渐稀，痧透有增无减，逐渐调理而安。

湘人师兄亦在红十字会医院屡遇小孩发麻疹时下利，必治以本汤，良佳。又有溏泄发于疹后者，亦可以推治。

医案的主要症状是下利、日行二十余次，属于里证。同时大便臭秽、舌质绛、唇干、目赤、脉数、寐不安，都是里热的表现，属于热利，此时用白头翁汤还是葛根芩连汤呢？先别着急，一定先辨六经，继辨方证。

医案中提到疹发未畅，痧疹中医要从表去治疗，如升麻葛根汤用于麻疹初起、疹发不畅，用葛根来透表。

本案虽然没有其他表证的症状，但通过疹发未畅，判断有表邪未解，故六经辨证为太阳阳明合病的下利，不是单纯的阳明下利，因此曹颖甫先生用葛根芩连汤加减治疗。在葛根芩连汤基础上，再加天花粉清热养阴、升麻清热解毒透疹、山药益气生津。

医案中还提到"屡遇小孩发麻疹时下利，必治以本汤，良佳"。其实就体现了太阳阳明合病下利的时候，葛根芩连汤疗效良佳。

案例二

米右，住方浜路肇方弄十四号，高年七十有八，而体气壮实，热利下重，两脉大，苔黄，夜不安寐，宜白头翁汤为主方。

白头翁三钱　秦皮三钱　川连五分　黄柏三钱

生川军三钱（后下）　枳实一钱　桃仁泥三钱　芒硝二钱（另冲）

本案方系初诊方，即系末诊方。何者，老妇服此之后，得快利，得安寐，复何求者？依法，病后当事调理。但妇以劳师远驾，心实不安，即任之。竟复健康如中年人。

患者虽然高龄，但体气壮实，且病机属于热利，热证表现为两脉大、苔黄、夜不安寐。

第25节　葛根芩连汤与白头翁汤的鉴别

99

本案没有提到有表证的存在，因此这是一个单纯的阳明病的热利，用白头翁汤加减论治。因存在下重，且脉大，体气壮实，加用川军、枳实、芒硝攻逐里实热。

案例三

余尚忆曾治一杨左白头翁汤证，其脉案曰：利下，色鲜红，日二十行，无表证，渴欲饮水，脉洪大。

论曰：热利下重者。又曰：下利欲饮水者，以有热故也，白头翁汤主之。

其药味为白头翁三钱，秦皮三钱，枳实二钱，黄连五分，生甘草钱半，黄芩钱半，黄柏三钱，复诊大效。

利下色鲜红，日二十行，无表证，渴欲饮水，脉洪大，可以确定为属于阳明病热利。同时明确告诉你无表证，说明曹颖甫先生遇到一个热性下利的时候，首先要辨其有无表证，有表证用葛根芩连汤，无表证用白头翁汤。

案例一、案例二、案例三的共同特点都是阳明下利，但案例一存在表邪未解，用葛根芩连汤论治，案例二、案例三没有表证，用白头翁汤论治。

第 26 节　黄芩汤、白头翁加甘草阿胶汤

《伤寒论》中有黄连汤，也有黄芩汤。在《温病条辨》中，吴鞠通对苦寒与酸寒药物的配伍应用说得比较清楚，酸苦合化，就是黄芩、黄连与芍药的配伍。黄芩、芍药配伍的代表方就是黄芩汤。

172. 太阳与少阳合病，自下利者，与黄芩汤。若呕者，黄芩加半夏生姜汤主之。

黄芩汤方

黄芩三两　芍药二两　甘草二两，炙　大枣十二枚，擘

上四味，以水一斗，煮取三升，去滓，温服一升，日再夜一服。

333. 伤寒脉迟六七日，而反与黄芩汤彻其热。脉迟为寒，今与黄芩汤，复除其热，腹中应冷，当不能食，今反能食，此名除中，必死。

黄芩汤证属于阳明病的热性下利。以方测证来看，本方并无解表作用。以黄芩为主药，黄芩苦寒清热、燥湿止利，芍药、甘草、大枣滋阴生津、缓急止痛。方证属于热性下利伴有阴伤，当属于阳明病。适应证：阳明病热性下利伴有阴伤、腹痛。

黄芩汤核心是黄芩与芍药的配伍，和黄连阿胶汤的配伍思路近似，但较黄连阿胶汤的清热、养阴力度弱。

黄芩汤和白头翁汤都用于阳明里热下利，但黄芩汤清热力度弱于白

头翁汤，较白头翁汤有养阴作用。若热重，需要合入黄连，甚则白头翁、秦皮等。如果里急后重、腹痛拒按，大黄也可加入。

后世的治疗痢疾的方剂大多数都是由黄芩汤化裁而来，比如后世的主治湿热痢疾的芍药汤（芍药、黄芩、黄连、槟榔、大黄、当归、官桂、甘草、木香）也是源自本方。

以方测证来看，本方属于阳明病下利，并无太阳少阳。已故的山西李翰卿先生《伤寒论113方》认为本条"太阳与少阳合病"的这句话可以删除。其认为本条多数是便脓血的痢疾，少数是便稀粪者，是治疗热性下痢的专方。

第333条，虽有类似发热或热的表现，但脉迟为寒，是阴证，治疗当温阳扶正，服黄芩汤清热是错误的，加重里虚寒，导致腹中应冷，当不能食。今反能食，考虑胃气假象亢奋，反映病情危重，此名除中，故曰必死。

《金匮要略·妇人产后病脉证治第二十一》：产后下利虚极，白头翁加甘草阿胶汤主之。

白头翁加甘草阿胶汤方

白头翁　甘草　阿胶各二两　秦皮　黄连　檗皮各三两

上六味，以水七升，煮取二升半，内胶，令消尽，分温三服。

产后，津血不足，且下利虚极，属于热盛津伤血虚，用白头翁汤清热燥湿坚阴止利，加阿胶、甘草养津血，类似黄芩汤、黄连阿胶汤的清热养阴治法。

临床见到一个下利，首辨阴阳，看是阳明病的下利还是太阴病的下利。

若辨证属于阳明病（热性下利），再辨病位，看有无表证，属于表里合病还是单纯里证的热利。

若表邪未解，太阳阳明合病，就用葛根芩连汤加减。没有表证，只是阳明病下利，不需要解表，用白头翁汤方证加减。

如果热轻伴有津伤不重，可考虑黄芩汤，若热重、津伤也重，可考虑黄连阿胶汤加减，甚则加大清热力度，合入白头翁、秦皮等，也可考虑白头翁汤加入滋阴养液的芍药、阿胶等。

第27节　栀子豉汤证的病机是虚热虚烦

栀子也是常用清热药物，《伤寒论》共有栀子豉汤、栀子甘草豉汤、栀子生姜豉汤、栀子厚朴汤、枳实栀子豉汤、栀子大黄汤、栀子干姜汤7个方证。

76. 发汗后，水药不得入口为逆，若更发汗，必吐下不止。发汗吐下后，虚烦不得眠，若剧者，必反复颠倒，心中懊恼，栀子豉汤主之；若少气者，栀子甘草豉汤主之；若呕者，栀子生姜豉汤主之。

栀子豉汤方

栀子十四个，擘　香豉四合，绵裹

上二味，以水四升，先煮栀子，得二升半，内豉，煮取一升半，去滓，分为二服，温进一服，得吐者，止后服。

栀子甘草豉汤方

栀子十四个，擘　甘草二两，炙　香豉四合，绵裹

上三味，以水四升，先煮栀子、甘草，取二升半，内豉，煮取一升半，去滓，分二服，温进一服，得吐者，止后服。

栀子生姜豉汤方

栀子十四个，擘　生姜五两　香豉四合，绵裹

上三味，以水四升，先煮栀子、生姜，取二升半，内豉，煮取一升半，去滓，分二服，温进一服，得吐者，止后服。

本条文分 2 段理解。

发汗后，水药不得入口为逆，若更发汗，必吐下不止。

胡希恕先生认为此处指的是五苓散证。发汗是让气机向上、向外，里有水饮，发汗则激动里饮，水饮随气机上逆，出现水入则吐的水逆证。

若更发汗激动水饮，则水饮上逆下迫，出现了吐下不止（上吐下泻）。

本段讲的是水饮证或外邪里饮证，错误发汗导致的上吐下泻。下一段讲的是栀子豉汤，需要分开认识。

发汗吐下后，虚烦不得眠，若剧者，必反复颠倒，心中懊侬，栀子豉汤主之；若少气者，栀子甘草豉汤主之；若呕者，栀子生姜豉汤主之。

心主神明，热证的时候热邪扰心，心神不宁，导致心烦、烦躁不安、不寐梦多。所以古往今来治疗失眠（不寐），从脏腑论治的大法有两个，一个是清心火，一个是养心血，都是和脏腑辨证的心主血、心藏神相关。

前者常用药有黄连、朱砂清心安神，代表方是朱砂安神丸，后者常用药是酸枣仁、地黄，代表方是酸枣仁汤、归脾丸。

虚烦不得眠，是心烦导致了不得眠，这个烦是虚烦。大家都有过心情烦躁的经历，体会一下烦躁不安的感觉，烦得让你不能入睡。若剧者，必反复颠倒，心中懊侬。心中懊侬无法用语言描述，就是心里面烦躁、难受，不可名状，强调了心的症状。也有医家描述为"心下热如火灼不宁"。

栀子豉汤是气机郁滞的虚烦。烦，多见于热证。阳明腑实证的躁狂、烦、不得眠，需要用大黄、承气汤。如果是单纯心火亢盛，用黄连，如大黄黄连泻心汤，伴有心血不足，用黄连阿胶汤。

76. 发汗后，水药不得入口为逆，若更发汗，必吐下不止。**发汗吐下后**，虚烦不得眠，若剧者，必反复颠倒，心中懊侬，栀子豉汤主之；若少气者，栀子甘草豉汤主之；若呕者，栀子生姜豉汤主之。

77. 发汗，若下之，而烦热，胸中窒者，栀子豉汤主之。

78. 伤寒五六日，大下之后，身热不去，心中结痛者，未欲解也，栀子豉汤主之。

221. 阳明病，脉浮而紧，咽燥口苦，腹满而喘，发热汗出，不恶寒反恶热，身重。若发汗则燥，心愦愦反谵语。若加温针，必怵惕烦躁不得眠。若下之，则胃中空虚，客气动膈，心中懊恼，舌上苔者，栀子豉汤主之。

228. 阳明病，下之，其外有热，手足温，不结胸，心中懊恼，饥不能食，但头汗出者，栀子豉汤主之。

375. 下利后更烦，按之心下濡者，为虚烦也，宜栀子豉汤。

从上述条文可以看出，栀子豉汤证大多见于发汗、吐、下后，更常见于下之后。错误下之引邪入里，属于伤寒错误治疗后出现的方证。

如第76条的"发汗吐下后"、第77条的"发汗若下之"、第78条的"大下之后"、第221条的"若下之"、第228条的"下之"、第375条的"下利后"。

为何栀子豉汤第76条强调虚烦？因为发汗吐下后，邪有出路，已不存在里实证，邪热相对为虚，不是实热。这里的虚，不是虚证的气虚阳虚，而是虚性的烦躁，里热并不重、里热并不实，只是烦躁明显，相对于黄连、大黄的热为轻为虚，故称之为虚烦。

虚烦、虚热所致的不得眠、反复颠倒、心中懊恼，属于阳明病，看似症状重，但热并不重。因为如果是心火亢盛，就需要用黄连、黄芩甚则大黄来清心火了。如朱砂安神丸，主治的就是心火亢盛的烦躁、不寐症状。

有热但热不实、不重，没有达到需要用黄连的程度，同时也不是阳明腑实所导致的躁狂，故不用大黄。栀子豉汤的热并不实、不重，因此称之为虚热、虚烦。

栀子豉汤证是虚热，热郁于胸膈，用栀子豉汤清宣郁热。栀子豉汤也被誉为火郁发之的代表方。

栀子苦寒、泻心肺三焦之火，豆豉苦辛，辛以宣透解郁，二药配伍，清透郁热。后世火郁发之的代表方是升降散，国医大师李士懋教授把升降散合栀子豉汤再加连翘、薄荷，称之为新加升降散。

第 28 节　常用的清热解毒药物

《伤寒论》阳明病是里实热证，治法是吐、下、清，其中下法的药物也是用寒性的药物来寒下，所以阳明病重要的药物就是清热类的，核心药物就是大黄、石膏、芩连柏、栀子。清热解毒，清热就是解毒，这个毒是热毒，表现为局部的红肿热痛。

大黄主要用于阳明腑实证，以下法为主，当然也有清热解毒作用，甚至在体质壮实的情况下，用大黄以泻代清。

石膏的代表方是白虎汤、白虎加人参汤、竹叶石膏汤等，清透阳明里热。和表证相配伍的时候多用石膏。芩连柏、栀子是临床中常用的苦寒类的清热解毒药物。如大黄黄连泻心汤、黄连解毒汤，当前中成药有三黄片，三黄片的成分就是大黄、盐酸小檗碱（黄连素）、黄芩，就是大黄黄连泻心汤。

很多清热解毒类的中成药，大多包含有芩连柏或栀子，如牛黄清心丸，除了牛黄，还有黄连、黄芩、栀子等。

《神农本草经》：栀子，味苦寒。主五内邪气，胃中热气，面赤，酒鼻，白癞，赤癞，疮疡。

栀子苦寒清热，主胃中热气，主治症状的面赤、酒鼻等都是面部症状，提示栀子可应用于面部痤疮等。从脏腑辨证来看，栀子苦寒清热偏于心火、肝火（茵陈蒿汤的肝胆湿热），同时有利小便作用。

栀子导热下行，有更形象的说法是栀子能引三焦之火屈曲下行从小便而走，如《得配本草》曰：栀子，主屈曲下行，泻三焦之郁火。《本草备要》曰：栀子，泻心肺之邪热，使之屈曲下行，从小便出。

脏腑辨证认为心与小肠相表里，清心的时候要利小便，而栀子同时具备清心火、利小便的作用。因此在心火炽盛的时候，栀子也是常用药，清阳明热、清心火。

栀子豉汤的症状如虚烦不得眠、必反复颠倒、心中懊恼、烦热、身热、虚烦等，都是阳明里热而偏于心热，热扰心神。后世的凉膈散、黄连解毒汤、龙胆泻肝汤都有栀子。

栀子清热、利小便，所以在湿热证的时候，栀子的应用也非常广泛，治疗湿热发黄的方剂如茵陈蒿汤、栀子檗皮汤中都有栀子。在《金匮要略》的黄疸篇，发黄的方剂栀子大黄汤、大黄硝石汤方同样有栀子。

黄连、栀子都清心火。有何不同？

黄连、栀子都清心火。区别在于，一者黄连清心火力量大，多用于心火亢盛，而栀子清心火力量小，所以条文称之为虚烦。二者黄连、黄芩苦寒清热的同时，有燥湿止利作用，因此肠道湿热证多用，如葛根芩连汤、白头翁汤的阳明下利。栀子虽然也是苦寒，但并不燥湿止利，但有利小便作用，可用于脏腑辨证认为的湿热证偏于肝胆热、小肠热，如小便淋沥涩痛等。

暑多夹湿。暑季多湿热证型，明代医家王纶在《明医杂著》提到"治暑之法，清心利小便最好"。因此暑湿季节栀子的应用也比较广泛。夏季很多人会泡上一壶栀子茶来清暑，不用黄连泡茶喝，因为栀子口感胜于黄连，同时栀子也有利小便、清利湿热的作用，更适合暑季湿热的特点。

黄连解毒汤也是苦寒清热的代表方，方出外台，为黄连、黄芩、黄柏、山栀子四味组成。金元四大家之一的刘河间，比较重视黄连解毒汤，认为其主治三焦之实火，内外皆热，烦渴，小便赤，口舌疮。《医方集解》认为其主治一切火热，表里俱盛，口燥咽干，大热狂燥，烦心不眠，吐血衄血，热盛发斑等症。

芩连柏可以和栀子配伍，那么芩连柏可不可以和大黄配伍呢？答案是可以的。《伤寒论》有大黄黄连泻心汤，后世有个名方大金花丸，就是黄连、黄柏、黄芩、大黄各半两。大金花丸去大黄，加栀子，名曰栀子金花丸，又名既济解毒丸。

第 29 节　栀子豉汤不是吐剂

栀子豉汤方后注曰：得吐者，止后服。

依据方后注，再加上吐法的瓜蒂散（瓜蒂、赤小豆、香豉）中有豆豉，因此很多医家认为栀子豉汤是催吐的。其实栀子豉汤并不是吐法方剂，服药后一般也不会导致吐。

依据如下：

第一，临床应用本方后，大多并不出现呕吐。

第二，栀子豉汤见于发汗吐下后，岂能再给予栀子豉汤吐之？

第三，若呕者，栀子生姜豉汤主之。但其方后注说"得吐者，止后服"，栀子生姜豉汤是治呕的，怎么服药后得吐呢。是矛盾的，肯定不对。

栀子豉汤不是用来催吐的，不是吐剂，那么如何理解服栀子豉汤后，会出现吐的现象呢？

少阳病小柴胡汤方证，用小柴胡汤和解半表半里，某些情况下，服小柴胡汤后也可见到汗出，但不能说小柴胡汤是发汗解表方剂。服小柴胡汤汗出的机理在于"上焦得通，津液得下，胃气因和，身濈然汗出而解"，不是发汗解表。

吐也是祛邪、排泄的一个途径。伤寒错误治疗，下之则引邪入里，邪气郁于胸中，邪热被气机郁阻不得宣散，故心烦、不得眠、反复颠倒、心中懊侬等。用栀子豉汤火郁发之，气机得宣，也能达到类似"上焦得通，津液得下，胃气因和"，得吐而解，也体现了给邪以出路的意思。

豆豉是黑豆发酵而成，制作方法不一。文献记载，豆豉在古代主要有两种制作方法，发酵原料以黑豆最为多见，一种是与桑叶、青蒿发酵而得，一种是与麻黄、苏叶发酵而得。不同炮制方法以及炒制程度对豆豉药性的影响较大。

在北方地区，农村有把大豆发酵制作酱豆的习惯，可以当菜吃。《伤寒论》栀子豉汤中称之为香豉，就说明了豆豉的气味口感还是可以的，有酱香感。《本草纲目》中有淡豆豉、咸豆豉，目前药典里面只有淡豆豉。

《本草备要》记载的制作方法是：黑大豆水浸一宿，淘净蒸熟，摊匀，蒿覆，候上黄衣，取晒，簸净，水拌，干湿得所，安瓮中，筑实。桑叶盖，浓泥封。晒七日取出，曝一时，又水拌入瓮。如此七次，再蒸，去火气，瓮收用。

《中国药典》2020 年版指出，淡豆豉为豆科植物大豆的干燥成熟种子（黑豆）的发酵加工品。制法：取桑叶、青蒿各 70 ～ 100g，加水煎煮，滤过煎液拌入净大豆 1000g 中，俟吸尽后，蒸透，取出，稍晾，再置容器内，用煎过的桑叶、青蒿渣覆盖，闷使发酵至黄衣上遍时，取出，除去药渣，洗净，置容器内再闷 15 ～ 20 天，至充分发酵、香气溢出时，取出，略蒸，干燥，即得。

简单说就是黑大豆用桑叶、青蒿水浸泡后，蒸熟，覆盖桑叶、青蒿，晾晒、发酵而成。因此淡豆豉具备了一定桑叶、青蒿的作用。《本草备要》载时珍曰：黑豆性平，作豉则温，既经蒸罯（ǎn），故能升能散。通治伤寒，发表。《本草备要》认为豆豉苦寒，宣，解表，除烦。当前药典认为其苦、辛、凉。作用为：解表，除烦，宣发郁热。

大豆性温、桑叶、青蒿偏凉，豆豉为大豆加入桑叶、青蒿发酵而来，只能说近似于平性，偏于辛凉，凉性不重，重点在于宣透气机，兼有一定解表作用。《肘后方》葱豉汤，代麻黄汤解表发汗治疗伤寒，温病学派第一方银翘散中也有豆豉，用豆豉来配伍荆芥穗、薄荷来辛以解表。

吴鞠通在条文中说：已用过表药者，去豆豉、芥穗、薄荷。《重订通俗伤寒论》有辛凉发汗的葱豉桔梗汤，豆豉与葱白、桔梗、薄荷、栀子、连翘、淡竹叶、生甘草等同用，辛凉解表、清热泻火，体现了豆豉的宣透气机的作用，利于解表。

豆豉辛平发散，主要作用在于宣透气机，兼有一定解表作用（不大），配合栀子苦寒清热，可以宣透郁热除烦，用于治疗虚烦的心中懊恹等。

栀子豉汤的清热除烦，在于栀子的清热，在于豆豉的宣透，并不是说栀子有透散作用，因为栀子苦寒，火郁发之，更多在于豆豉。我们之前讲过，辛味才有透散，苦寒只是清热的。

第 30 节　火郁发之的栀子豉汤

栀子豉汤，除了强调烦的症状（虚烦、不得眠、心中懊恼等），也更加强调气机郁滞，如第 77 条的"胸中窒"、第 78 条的"心中结痛"、第 375 条的"按之心下濡"。

77. 发汗若下之而烦热，胸中窒者，栀子豉汤主之。

78. 伤寒五六日，大下之后，身热不去，心中结痛者，未欲解也，栀子豉汤主之。

375. 下利后更烦，按之心下濡者，为虚烦也，宜栀子豉汤。

77. 发汗若下之而烦热，胸中窒者，栀子豉汤主之。

发汗若下之，邪气已虚。烦热是虚热，重点在于烦、气机郁阻。栀子豉汤的病位是胸中、心中，气机郁滞明显，所以有胸中窒、心中结痛、按之心下濡。

胸中窒，是胸中自觉窒闷感，气机郁滞不通所致的窒闷感，不是胸中疼痛，说明只是无形邪热，不是实邪所致。

78. 伤寒五六日，大下之后，身热不去，心中结痛者，未欲解也，栀子豉汤主之。

伤寒五六日，即使有表证，经过大下之后，也会引邪入里。同时大下之后，也说明肠道内不会有阳明腑实证，说明身热不去，不是表证，也不是阳明腑实证，而是阳明经热，是无形之热，结合第77条，更多是自觉的烦热。

心中结痛，需要和结胸鉴别。结胸也是表证下之导致邪气入里结于胸胁的。如第131条的"所以成结胸者，以下之太早故也"。结胸是心下鞕、拒按疼痛。而栀子豉汤的心中结痛，并未提拒按、按之鞕，当属于自觉症状，心中气机郁结、疼痛程度轻，因为是心中，心脏在胸腔内，外面有胸骨、肋骨保护，是无法按之的，所以没有按之鞕的描述。

栀子豉汤的心中结痛，只是隐隐痛，痛并不重，结合第375条的"按之心下濡者"，濡也是虚软的感觉，不是实邪，所以不能下之，只能清热的同时宣透气机。未欲解也，属于余邪未尽，栀子豉汤清宣郁热，除了栀子清热，更在于豆豉宣透、透散气机，少了豆豉，就起不到清宣郁热的作用了。

临床中，遇到阳明腑实证的大承气汤，服大承气汤后，疾病当痊愈。若余邪未尽的时候，该怎么办？通过第78条可以看出，大下之后，身热不去，是否可以用栀子豉汤清解余热呢？只能说还是要辨证论治，存在栀子豉汤的机会。

胡希恕先生医案，摘自《经方传真：胡希恕经方理论与实践》：

昔时邻居老工人尹某，一日来告。谓经过钡餐造影检查，确诊为食道憩室，请我治疗，因笑答曰：食道憩室我未曾见过，请告所苦。据述只觉食道阻塞，心烦不宁，因与栀子豉汤三服后，证大减，但食时尚觉不适，续服二十余剂，症全消失。后再进行钡剂造影检查，未再见憩室形象。

这个案例，症状不多，只觉食道阻塞，心烦不宁，没有其他症状，没有大便难，除外阳明腑实证，是个阳明病的无形之热，以心烦不宁为主诉，考虑食道阻塞为热与气机阻结所致，故用栀子豉汤清宣郁热。

胡希恕先生认为食道疾病多有栀子豉汤证的可能，栀子豉汤证的胸闷（胸中窒）和小柴胡汤证的胸闷（胸胁苦满）鉴别：栀子豉汤证主要

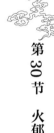

以胸骨后食道部位的满闷为主，同时存在心烦等郁热，而小柴胡汤证的病位更宽泛，胸胁部位满闷，伴有口苦、咽干、目眩等半表半里特点。

375. 下利后更烦，按之心下濡者，为虚烦也，宜栀子豉汤。

肥栀子十四个，擘　香豉四合，绵裹

上二味，以水四升，先煮栀子，取二升半，内豉，更煮取一升半，去滓，分再服，一服得吐，止后服。

阳明病的下利，应当用芩连柏类方，有表用葛根芩连汤加减，无表用白头翁汤加减。本条的下利后，用栀子豉汤来治疗，不用芩连柏类方，说明就诊时已经不存在下利的症状了。

下利后，邪气已虚。更烦，烦是烦躁，属于虚烦。若是腑实证，下利后当能缓解症状，不会更烦。

按之心下濡，濡是按之手下有软、弱的意思，不是按之痛，说明不是邪实，也不是结胸。

下利后更烦，强调是阳明病无形之热导致的虚烦，热并不实，热与气机郁阻与心下，导致了心下濡，以烦躁症状为主的，用栀子豉汤清宣郁热。

221. 阳明病，脉浮而紧，咽燥口苦，腹满而喘，发热汗出，不恶寒反恶热，身重。若发汗则燥，心愦愦反谵语。若加温针，必怵惕烦躁不得眠。若下之，则胃中空虚，客气动膈，心中懊恼，舌上苔者，栀子豉汤主之。

肥栀子十四枚，擘　香豉四合，绵裹

上二味，以水四升，煮栀子，取二升半，去滓，内豉，更煮取一升半，去滓。分二服，温进一服，得快吐者，止后服。

本条也历来存在争论。脉浮而紧，是一个表邪未解，属于麻黄汤证的典型脉象。咽燥口苦，属于里热，腹满而喘也是一个阳明里热，应该是表里合病的大青龙汤证。

发热、汗出、不恶寒、反恶热，是典型的里热，不是表证，属于阳明病。阳证的时候处于兴奋、亢奋状态，往往身体轻快，重则亢奋谵妄、爬树上墙、登高而歌、弃衣而走。身重，说明有湿邪因素，湿性重浊，虽然里热重，但湿邪未去，湿阻气机，所以身重。

汗出和脉浮紧，是一个矛盾的症状。发热、汗出、不恶寒、反恶热、咽燥口苦，腹满而喘，都说明阳明里热明显，有汗出，不应当脉浮紧，因为脉浮紧说明表证重，应当是无汗的，所以这里的脉浮紧存疑。

若发汗则燥，心愦愦反谵语。若加温针，必怵惕烦躁不得眠。

阳明热证，发汗是不对的，辛温的麻黄、桂枝会加重阳明里热，这就是为何温病学派畏惧麻桂如虎，因为桂枝下咽、阳盛则毙。若加温针，温针也是温性治法，加重里热，从而出现了若发汗则燥、心愦愦反谵语。若加温针，必怵惕烦躁不得眠。都是发汗、温针，一方面加重里热，热扰心神，一方面损伤津液、损伤心阳。

若下之，则胃中空虚，客气动膈，心中懊侬，舌上苔者，栀子豉汤主之。

本条虽有腹满，但并未提及大便难的情况，不是阳明腑实证，只是阳明经证的无形之热。因此不能下之。若下之，则虚其里，出现胃中空虚，客气动膈。

热邪未去，热邪扰心则心中懊侬。此时是阳明经证，无形之热，不是大热、大汗、大渴、脉洪大的白虎加人参汤证，也不是实热的芩连方证，下之后邪气已虚，以心脏症状（心中懊侬）为主的无形之热，烦重、热轻，属于虚烦，因此用栀子豉汤来清宣郁热。

228. 阳明病，下之，其外有热，手足温，不结胸，心中懊侬，饥不

第30节　火郁发之的栀子豉汤

117

能食，但头汗出者，栀子豉汤主之。

阳明腑实证，下之是正确的治法。本条阳明病下之，出现了其外有热、手足温等症状，说明不是腑实证，只是阳明经证，因此下之是错误的治法。

下之过早容易形成结胸，不结胸是说虽然错误下之后，但未出现结胸证，也没有大便难、大便鞭等症状，只是其外有热、手足温、心中懊恼、饥不能食、但头汗出者，是热陷于里的阳明里热表现。

如果里热充盛，当消谷善饥，如第122条"当消谷引食"，还会热迫津液外泄，表现为汗出，上半身胸腹以上当汗出明显，甚则遍身、手足絷絷汗出。通过饥不能食、但头汗出，说明里热不盛。因此本条是阳明病无形之热，热不盛，以心中懊恼为主要表现，故用栀子豉汤治疗。

122.病人脉数，数为热，当消谷引食，而反吐者，此以发汗，令阳气微，膈气虚，脉乃数也。数为客热，不能消谷，以胃中虚冷，故吐也。

81. 凡用栀子汤，病人旧微溏者，不可与服之。

栀子豉汤是清热的，属于阳明病。病人旧微溏者，是素有便溏，属于太阴病的便溏，用栀子豉汤自然不合适。

关注患者平素体质情况，也是三因制宜的因人制宜原则的体现。若张飞体质患者表现为栀子豉汤证，放心大胆用。假若林黛玉体质的患者，平常就气血不足、阳气虚弱，可能存在平常大便不成形（旧微溏者），即使存在栀子豉汤证，用栀子豉汤也要小心。

遵第280条的原则，即使要用，也要宜减之，以其人胃气弱，易动故也。

280.太阴为病，脉弱，其人续自便利，设当行大黄、芍药者，宜减之，以其人胃气弱，易动故也。

以此类推，旧有微溏者，石膏、黄连、大黄的应用都要警惕。如果存在栀子豉汤证，但又存在患者旧微溏者，可以仿照栀子干姜汤的思路，栀子豉汤清宣郁热，合入干姜温下寒。

第31节　栀子豉汤类方六方证

栀子豉汤类方，有栀子甘草豉汤、栀子生姜豉汤、栀子厚朴汤、枳实栀子豉汤、栀子大黄汤、栀子干姜汤等。

栀子甘草豉汤、栀子生姜豉汤

76.发汗后，水药不得入口为逆，若更发汗，必吐下不止。发汗吐下后，虚烦不得眠，若剧者，必反复颠倒，心中懊侬，栀子豉汤主之；若少气者，栀子甘草豉汤主之；若呕者，栀子生姜豉汤主之。

栀子甘草豉汤方

栀子十四个，擘　甘草二两，炙　香豉四合，绵裹

上三味，以水四升，先煮栀子、甘草，取二升半，内豉，煮取一升半，去滓，分二服，温进一服，得吐者，止后服。

栀子生姜豉汤方

栀子十四个，擘　生姜五两　香豉四合，绵裹

上三味，以水四升，先煮栀子、生姜，取二升半，内豉，煮取一升半，去滓，分二服，温进一服，得吐者，止后服。

少气，即气短感，气虚证，合入甘草益气。大家都知道甘草调和诸药，却容易忽略其药效。生甘草清热解毒，炙甘草甘温补益，如桂枝甘草、干姜甘草的辛甘化阳，芍药甘草的酸甘化阴，都体现了甘草的补益

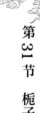

作用。

甘草甘温补益，还有甘缓、缓急止痛作用，就像腹部着凉疼痛的时候，喝上一碗热热的糖水，就能缓解疼痛症状，体现了甘缓的作用。大家心情不好的时候，喜欢吃甜食，也体现了甘缓的作用。

呕者，加生姜。呕有多种病因，如太阳中风的鼻鸣干呕，水饮证的水入则吐的（呕）吐，大柴胡汤证的呕不止、心下急，小柴胡汤证的喜呕。

小柴胡汤证是半表半里的虚实错杂，用半夏、生姜来温胃化饮、和胃止呕，说明存在胃虚水饮的因素。

栀子生姜豉汤证的呕，加生姜五两，量大，说明是胃虚水饮内停，加生姜温胃化饮止呕。

栀子厚朴汤

79. 伤寒下后，心烦腹满，卧起不安者，栀子厚朴汤主之。

栀子十四个，擘　厚朴四两，炙，去皮　枳实四枚，水浸，炙令黄

上三味，以水三升半，煮取一升半，去滓，分二服，温进一服，得吐者，止后服。

栀子厚朴汤，即栀子豉汤去豆豉加了厚朴、枳实。枳实、厚朴通畅气机，所以能够除满。

大承气汤、小承气汤，大黄是主药，若不用大黄，只是用厚朴、枳实是不行的。

栀子厚朴汤没用大黄，说明没有大便难，不是阳明腑实，只是一个腹满的症状，所以不用大黄。

腹满和热也是有关系的，热导致的心烦、导致的腹满，心烦和腹满又导致了卧起不安。

为何去豆豉？豆豉宣透气机，针对的是心胸部位的气机郁结，这里

只是心烦，没有心中懊恼、没有胸中窒的表现，只是热扰心神，没有胸中气机郁滞，而是以腹部腹满为主症，用栀子清热，用枳实、厚朴除腹满。

枳实栀子豉汤、栀子大黄汤

393. 大病差后劳复者，枳实栀子豉汤主之。

枳实三枚，炙　栀子十四个，擘　豉一升，绵裹

上三味，以清浆水七升，空煮取四升，内枳实、栀子，煮取二升，下豉，更煮五六沸，去滓，温分再服，覆令微似汗。若有宿食者，内大黄如博棋子五六枚，服之愈。

栀子厚朴汤中，也有栀子、枳实。本方也有栀子、枳实。栀子厚朴汤是栀子豉汤去豆豉加枳实、厚朴，腹满症状突出。枳实栀子豉汤是栀子豉汤加枳实，一方面说明存在栀子豉汤方证的虚烦、不得眠、心中懊恼、胸中窒等症状（表9），同时加入枳实，没有提腹满、腹痛的症状，也没有用大黄、厚朴，且枳实剂量也小于栀子厚朴汤中枳实剂量，说明腹部症状相对较轻。

表9　栀子厚朴汤、枳实栀子豉汤、栀子大黄汤方证

栀子厚朴汤	栀子十四个		枳实四枚	厚朴四两	
枳实栀子豉汤	栀子十四个	豉一升	枳实三枚		
栀子大黄汤	栀子十四个	豉一升	枳实五枚		大黄一两

大病瘥后，邪去正虚，脾胃尚虚弱，过劳或过食，导致病情反复，最有可能的就是大邪虽去，但余热未清，出现了虚烦的症状，用栀子豉汤。

若气机郁滞更加明显，再加枳实，增大疏利气机，且枳实偏凉，还有透热清热作用。

方后注的"覆令微似汗"，虽然豆豉有一定解表作用，但此处不是表

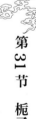

第31节　栀子豉汤类方六方证

121

证，而是服药后气机宣散的表现，类似"上焦得通，津液得下，胃气因和，身濈然汗出而解"。

枳实栀子豉汤方后注曰："若有宿食者，内大黄如博棋子五六枚，服之愈。"若有宿食，大便难，枳实力量小，加大黄。枳实栀子豉汤加大黄，即栀子大黄汤。在《金匮要略》中，栀子大黄汤治疗酒黄疸，应存在大便难的情况，属于阳明实热。

酒黄疸，心中懊恼，或热痛，栀子大黄汤主之。

栀子大黄汤方

栀子十四枚　大黄一两　枳实五枚　豉一升

上四味，以水六升，煮取二升，分温三服。

栀子干姜汤

80. 伤寒，医以丸药大下之，身热不去，微烦者，栀子干姜汤主之。

栀子十四个，擘　干姜二两

上二味，以水三升半，煮取一升半，去滓，分二服，温进一服，得吐者，止后服。

中药剂型除了汤剂外，还有丸、散、膏、丹等，丸药便于储存、携带、服用，来了一个急症的患者，或者外出时遇到患者，抓药、煎煮来不及的时候，成药、丸药就比较方便。

大下之的丸药，指的是巴豆一类的药物，巴豆是古代常用的攻下药物，巴豆性温，容易助热。医以丸药大下之，说明下的力度还比较大，虽然得下，里实已去，但身热不去、微烦者，有热，但不重，用栀子清解余热。

以方测证来看，栀子干姜汤中栀子清热、干姜温中，属于寒热并用，应该存在虚寒的情况。如果只是大下后的余热不解，用栀子清热即可。合入干姜，则说明同时存在虚寒表现，如便溏、下利、脉弱、恶寒等。

因此有学者认为本条是：伤寒，医以丸药大下之，（利不止）身热不去，微烦者，栀子干姜汤主之。

从条文看出，栀子豉汤多见于发汗吐下后，更常见于下之后，属于伤寒错误治疗后出现的方证，但临床上并不拘泥于此，只要辨六经为阳明病的无形之热，有热但热不重，气机郁滞明显，以心烦、胸中窒为主要特点的，就可以选用栀子豉汤来治疗。栀子豉汤属于火郁发之的治法，体现了栀子的清热与豆豉的宣透。

至于栀子豉汤的加减法，也是临床常见的加减。少气者，加甘草益气，呕者加生姜，腹满轻则加枳实，重则加枳实、厚朴。若有宿食，再加大黄，伴见虚寒，用栀子干姜汤。

第31节 栀子豉汤类方六方证

123

第 32 节 发黄病机

黄疸也是中医的病名，是以身黄、目黄、小便黄为临床特征的病症，由胆红素代谢障碍而引起血清内胆红素浓度升高所致，临床上表现为巩膜、黏膜、皮肤及其他组织发生黄染。

在《伤寒论》中称之为发黄，非常形象。发黄，就是肉眼所看到的身目发黄，以此为病名。中医诊断，也就是病名，是非常直接的。比如咳嗽、哮病、喘病，包括发热、下利、便秘、腹胀等，都是以患者主观的不适症状作为诊断或病名，也提示我们中医以人为本，高度关注人体的不适症状。

发黄是一个病名，也是一个症状，明白发黄的病机，才能理解发黄的治法。发黄的病机，用第 236 条的话说，就是"瘀热在里，身必发黄"。

236. 阳明病，发热汗出者，此为热越，不能发黄也。但头汗出，身无汗，剂颈而还，小便不利，渴引水浆者，此为瘀热在里，身必发黄，茵陈蒿汤主之。

发黄大多是湿热证，湿热在里，有瘀，不是瘀血，而是湿热瘀滞的意思。

第 236 条说"此为热越，不能发黄也"。可见发黄就是热不能外越所致，瘀热在里、不得外越，也就是热邪不能外透、外散的意思。

所以发黄的病机是，湿热郁阻（瘀热）在里，热不得外越。如果瘀热有所出路，就不会发黄。

瘀热在里、热不得外越的表现有两个症状：

第一是小便不利。

199. 阳明病，无汗，**小便不利**，心中懊憹者，**身必发黄**。

200. 阳明病，被火，额上微汗出，而**小便不利者，必发黄**。

206. 阳明病，面合色赤，不可攻之，必发热。**色黄者，小便不利也**。

236. 阳明病，发热汗出者，**此为热越，不能发黄也**。但头汗出，身无汗，剂颈而还，**小便不利**，渴引水浆者，此为瘀热在里，**身必发黄，茵陈蒿汤主之**。

260. 伤寒七八日，身黄如橘子色，**小便不利**，腹微满者，**茵陈蒿汤主之**。

上述条文明确指出，发黄伴随的主要症状是小便不利，说明小便不利的时候，更容易导致发黄。

小便不利，为何发黄？小便自利，为何不能发黄？

发黄是湿热熏蒸所致，属于湿热证。小便利，热邪和湿邪都有一定的出路，热邪随着小便而去。治湿不利小便，非其治也，就是强调了利小便是治疗湿邪、湿热的大法。

小便不利，湿热邪气无法排泄，瘀热在里，就会容易导致发黄，就是第236条的"瘀热在里，身必发黄"。

小便通利，湿热可随小便外排，邪有出路，属于第236条的"热越"，就不容易导致发黄。所以第187条和第278条指出：若小便自利者，不能发黄。

187. 伤寒脉浮而缓，手足自温者，是为系在太阴。太阴者，身当发黄，**若小便自利者，不能发黄**。至七八日大便鞕者，为阳明病也。

278. 伤寒脉浮而缓，手足自温者，系在太阴。太阴当发身黄，若小便自利者，不能发黄。至七八日，虽暴烦下利日十余行，必自止，以脾家实，腐秽当去故也。

第二是汗出不畅。

199. 阳明病，无汗，小便不利，心中懊憹者，身必发黄。

200. 阳明病，被火，额上微汗出，而小便不利者，必发黄。

236. 阳明病，发热汗出者，此为热越，不能发黄也。但头汗出，身无汗，剂颈而还，小便不利，渴引水浆者，此为瘀热在里，身必发黄，茵陈蒿汤主之。

第199条的无汗，第200条的额上微汗出，第236条的但头汗出、身无汗、剂颈而还，都是汗出不畅。祛邪的途径无非汗、吐、下三法，利小便也是属于下法的范畴。

汗出不畅，一方面说明表气不通，一方面说明湿、热无法通过汗法外泄。体温增高的时候，汗出可以退热，也可以通过汗出带走一定的湿邪。

阳明病热证的时候，假若汗出不畅，热不能外达、外透，就是热不得越，容易导致发黄。第236条小便不利，再加上汗出不畅，属于瘀热在里、热不能外越，身必发黄。

下面，我们具体解释一下相关条文。

199. 阳明病，无汗，小便不利，心中懊憹者，身必发黄。

阳明病里热的时候，里热逼迫津液外泄，当有汗出，反无汗、小便不利，说明瘀热在里、热不得外越，身必发黄。心中懊憹，也是郁热所致。

200. 阳明病，被火，额上微汗出，而小便不利者，必发黄。

阳明病，本身为里热，再加上被火（火攻）的错误治疗，火气虽微，内攻有力，加重了里热。

阳明病应当热邪逼迫津液外泄而汗出，但额上微汗出（汗出不畅）、小便不利，是瘀热在里、热不得外越的表现，故身必发黄。

206. 阳明病，面合色赤，不可攻之，必发热。色黄者，小便不利也。

面合色赤，属于望诊，是阳证、热证的表现，多有发热。通过"色黄者，小便不利也"，可以看出是小便不利在前，发黄（色黄者）在后。小便不利是瘀热在里、热不得外越的表现，身必发黄。若不是腑实证，不能攻之。

259. 伤寒发汗已，身目为黄，所以然者，以寒湿在里不解故也，以为不可下也，于寒湿中求之。

伤寒发汗已，说明表证已解。本条的身目为黄，病机是寒湿在里不解，也就是寒湿所致，虽然这里不是湿热，也强调了湿邪是核心致病因素。后世的阳黄、阴黄，就是湿热证、寒湿证。不是腑实证，不能下之，只能温化寒湿、通利小便，给湿邪以出路。

本条的"不可下也"、第206条的"不可攻之"，强调了没有腑实证，不要攻下。治疗黄疸，当从湿中求之，湿热则清热利湿，寒湿则温中利湿。

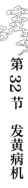

第 32 节　发黄病机

第33节　发黄治法

发黄的病机是瘀热在里，热不得外越，表现为小便不利、汗出不畅（无汗或但头汗出），湿热证的时候，小便不利，湿热邪气不能从下走。汗出不畅，湿热邪气也不能从汗而走，湿热瘀结在里，导致湿热熏蒸而发黄。

所以湿热证的时候，小便不利、汗出不畅的患者，容易出现发黄。

187. 伤寒脉浮而缓，手足自温者，是为系在太阴。太阴者，身当发黄，若小便自利者，不能发黄。至七八日大便鞭者，为阳明病也。

278. 伤寒脉浮而缓，手足自温者，系在太阴。太阴当发身黄，若小便自利者，不能发黄。至七八日，虽暴烦下利日十余行，必自止，以脾家实，腐秽当去故也。

第187条和第278条，前面部分是一致的。脉浮而缓，除了见于太阳病桂枝汤方证，还可以见于湿邪郁阻气机。这里的手足自温，手足不凉，说明不是阴证，加上脉浮而缓，说明是一个湿热证。

重点是若小便自利者，不能发黄，也就是说小便不利才能导致发黄。因此原文的意思是：伤寒脉浮而缓，手足自温者，是为系在太阴。（小便不利）身当发黄，若小便自利者，不能发黄。

这两条的太阴，指的是邪在胃肠，通过发黄、手足自温、小便不利、脉浮而缓来看，当属于湿热证，归属于阳明病，不是六经的太阴病。

第187条的"至七八日大便鞭者，为阳明病也"。大便鞭是阳明病腑实证的标志性症状。发病初期，只是湿热证，大便不鞭，常见大便黏滞不畅，治以清利湿热，病程约七八日的时候，大便鞭，说明热将湿邪燥化，湿热证传变为阳明腑实证，可以给予攻下腑实，如茵陈蒿汤中有大黄。

第278条的"至七八日，虽暴烦下利日十余行，必自止，以脾家实，腐秽当去故也"。出现了暴烦下利，是脾家实（正气充足）通过大便祛邪（腐秽）的表现，所以虽暴烦下利日十余行，必自止。

发黄七八日的时候，存在两种情况：

第一，大便通畅，即使下利，也是机体通过大便逐邪的表现，湿热邪气得祛。

第二，大便不畅，出现了大便鞭，腑气不通，是瘀热在里的里实表现，可以加入攻下腑实的治法。说明发黄要关注二便的情况，从二便论治，给邪以出路。

小便不利、汗出不畅，标志着瘀热在里，邪热无出路。此时大便的情况怎么样呢？虽然条文没有提及，实际上往往伴有大便不利（大便黏滞或大便难）的情况。

假若大便通畅，就打破了瘀热在里的局面，湿热就可以通过大便外越一部分了，就像第278条的"暴烦下利日十余行……腐秽当去故也"，就不会导致发黄。

因此，湿热证的时候，往往小便、大便都有问题，这就是茵陈蒿汤中用大黄的原因。就像肾功能衰竭、尿毒症的时候，可以适当通利大便，达到排邪的目的。

治疗湿热证的一个大原则就是分消走泄，利小便是重要的治法，湿热在里，一方面要清热，一方面要祛湿利小便。

"治湿不利小便，非其治也；治暑之法，清心利小便最好"。小便不利是瘀热在里的标志，反之小便利就不能发黄，也就是第278条所谓的"若小便自利者，不能发黄"。

发黄，中医的治疗原则就是解决瘀热在里的病机，给邪以出路，存在表证则解表，湿热在里则清热利湿，寒湿则从寒湿中求之，二便不利则通利二便。

其中更重视小便的通利，正如《金匮要略·黄疸病脉证并治第十五》指出：然黄家所得，从湿得之……诸病黄家，但利其小便。

第34节　发黄三方

发黄的病机是瘀热在里，治法是给邪以出路。《伤寒论》中方剂有三个，分别是茵陈蒿汤、麻黄连轺赤小豆汤、栀子檗皮汤。

茵陈蒿汤

236.阳明病，发热汗出者，此为热越，不能发黄也。但头汗出，身无汗，剂颈而还，小便不利，渴引水浆者，此为瘀热在里，身必发黄，茵陈蒿汤主之。

茵陈蒿六两　栀子十四枚，擘　大黄二两，去皮

上三味，以水一斗二升，先煮茵陈，减六升，内二味，煮取三升，去滓，分三服。小便当利，尿如皂荚汁状，色正赤，一宿腹减，黄从小便去也。

260.伤寒七八日，身黄如橘子色，小便不利，腹微满者，茵陈蒿汤主之。

阳明病的发热，属于热证，伴见有不恶寒、反恶热、汗出、口渴、精神亢奋、心烦、口舌生疮、大便干、小便黄、舌红、脉大有力等。热盛伤津，口渴喜饮，所以说渴引水浆。

发热的时候，通过汗出能够散热、降温。西医常用的退热药如吲哚美辛、布洛芬、洛索洛芬钠等，也都是通过发汗达到退热的。中医强调

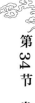

辨证论治，对于表证，才能解表发汗，阳明病的发热要清热或吐或下，不能发汗。

阳明病里热，通过汗出，邪热有一定外透，所以仲景说此为热越，不能发黄也。但头汗出，身无汗，剂颈而还，是局部汗出、汗出不畅，邪热不能通过汗出外越。再加上小便不利，邪热也不能通过小便而去，邪热没有出路，就形成了瘀热在里的病机，湿热熏蒸而发黄，治以茵陈蒿汤。

第236条强调但头汗出（汗出不畅）、小便不利，导致瘀热在里、热不得外越而发黄，也就是说，假若阳明病，汗出通畅、小便通利，就不会形成瘀热在里，就不会发黄。

第260条的身黄如橘子色，即发黄、黄疸。发黄分阳黄和阴黄，阳黄就是阳证的发黄（湿热），伴有热证、实证的症状表现，发黄像橘子一样颜色鲜亮。阴黄就是阴证的发黄（寒湿），伴有寒证、虚证的症状表现，发黄颜色晦暗。

阳黄的代表方是茵陈蒿汤，清热利湿，阴黄的代表方是茵陈术附汤、茵陈五苓散，温化寒湿。

发黄的病机是瘀热在里，小便不利就是瘀热在里的标志性症状。同时有腹微满，存在着湿热阻滞、气机不畅、大便不畅的情况。治以茵陈蒿汤，清热利湿兼以通利二便。

《神农本草经》：茵陈，味苦平。主风湿寒热邪气，热结、黄疸。

《神农本草经》：栀子，味苦寒。主五内邪气，胃中热气，面赤，酒鼻，白癞，赤癞，疮疡。

《神农本草经》：大黄，味苦寒，主下瘀血、血闭、寒热，破癥瘕积聚，留饮宿食，荡涤肠胃，推陈致新，通利水谷，调中化食，安和五脏。

茵陈蒿汤方药组成是茵陈蒿、栀子、大黄。茵陈清热利湿，后世常用于肝胆湿热证。栀子清热利小便，大黄清热、攻下，通过大便祛除湿热邪气，如大黄黄连泻心汤中的大黄就体现了给邪以出路的思想。

茵陈蒿汤通过茵陈、栀子的清热利小便，大黄清热利大便等，使瘀热从二便祛除，给邪以出路，解决了瘀热在里、热不得外越的病机，治疗发黄。

阳明腑实证的三承气汤中大黄是四两，茵陈蒿汤中大黄剂量是二两，说明不是大便难，只是大便不利、大便黏滞、腹微满。

如果大便难，大黄剂量可以适当增大，通利二便。临床上常用的茵栀黄颗粒就是源自茵陈蒿汤。

麻黄连轺赤小豆汤

262. 伤寒瘀热在里，身必黄，麻黄连轺赤小豆汤主之。

麻黄二两，去节　连轺二两，连翘根是　杏仁四十个，去皮尖　赤小豆一升　大枣十二枚，擘　生梓白皮切，一升　生姜二两，切　甘草二两，炙

上八味，以潦水一斗，先煮麻黄再沸，去上沫，内诸药，煮取三升，去滓，分温三服，半日服尽。

本条强调了发黄的病机是瘀热在里、热不得外越，身必发黄。麻黄连轺赤小豆汤解表与清热利湿并用。

方中麻黄、杏仁、炙甘草解表，即麻黄汤去桂枝，连轺、生梓白皮、赤小豆清热利湿，类似生石膏清热、生薏米利湿，因此本方类似麻杏甘石汤、麻杏苡甘汤的思路，方证属于太阳阳明合病，表里双解，一方面解表，一方面清热、利湿。

以方测证来看，本方证存在表证的不汗出（无汗），同时存在小便不利的情况，才符合瘀热在里的病机。连轺是连翘树的根皮，多用连翘替代，生梓白皮多用桑白皮替代。本方证属于太阳阳明合病夹湿，表证不解，用本方表里双解。

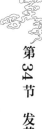

栀子檗皮汤

261. 伤寒身黄发热，栀子檗皮汤主之。

肥栀子十五个，擘　甘草一两，炙　黄檗二两

上三味，以水四升，煮取一升半，去滓，分温再服。

本条症状少，只是身黄、发热。栀子清热、黄柏清热燥湿，无大黄说明大便尚可，无茵陈说明湿热证相对轻，无麻黄、杏仁，说明无表证，所以本方是湿热轻证的代表方。

发黄，必然存在小便不利。本方有发热，方中栀子、黄柏、炙甘草都没有解表作用，以方测证来看，本方证是阳明病夹湿的发黄，湿热轻证。

三方方证鉴别

麻黄连轺赤小豆汤属于表里双解，归属于太阳阳明合病夹湿，是表不解而瘀热在里而导致的发黄。

茵陈蒿汤证是阳明里实热，也就是所谓湿热郁遏、瘀热在里，没有表证，湿热之象比较明显，属于阳黄的代表方证。

栀子檗皮汤证是阳明湿热轻证，里热相对不重，没有茵陈蒿汤证的腹满、大便不通等，以身黄、发热、心烦为主症。

临床中把发黄（黄疸）当作一个症状，透过现象看本质。发黄的病机是瘀热在里，之所以瘀热在里，就是因为湿热瘀结、邪无出路，治疗原则不外乎要给邪以出路。

在治疗发黄的时候，小便不利就用茵陈、栀子清热利小便，大便不通就用大黄通利大便，表不解就用麻黄、杏仁解表。

见到一个发黄的时候，首先要判别六经，有表证的情况下，表里合病，需要考虑麻黄连轺赤小豆汤。没有表证的情况下，看里实热的程度，湿热重且存在大便难、腹满，用茵陈蒿汤，湿热相对轻，用栀子檗皮汤（图5）。

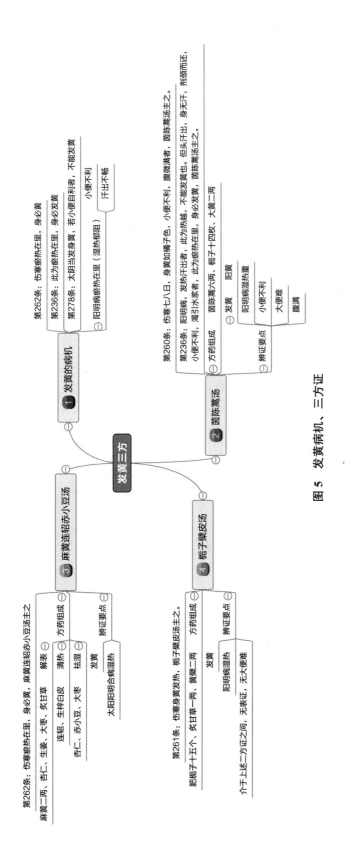

图 5　发黄病机、三方证

第35节　结胸与脏结

结胸、脏结是一个疑难点。我们结合条文来理解。

结胸

128.问曰：病有结胸，有脏结，其状何如？答曰：按之痛，寸脉浮，关脉沉，名曰结胸也。

按之痛，有实邪。太阳病篇讲葛根黄芩黄连汤方证的时候提到过促脉，促脉是寸脉浮、关脉沉，有表未解，用葛根解表。

34.太阳病，桂枝证，医反下之，利遂不止，脉促者，表未解也，喘而汗出者，葛根黄芩黄连汤主之。

大陷胸汤证是水热互结于胸胁，属于阳明里实热证，病位在里，邪实而正不虚，脉当沉紧，如第135条"结胸热实，脉沉而紧……大陷胸汤主之"。

因此，本条的寸脉浮，不是表证，而是邪热浮越于外的表现。和第129条脏结的寸脉浮，都是邪热浮越所致，病位在里。

132.结胸证，其脉浮大者，不可下，下之则死。

表实证的脉是浮紧而有力，如麻黄汤证。

里实证的脉是沉紧滑数而有力，如大承气汤方证。

结胸证是邪实结于胸，如大陷胸汤是水热互结于胸，属阳明病里实热证，脉当沉紧而有力。所以本条的脉浮大，要么病在表，表证未解，不可下，要么里热浮越，类似白虎汤的脉洪大，虽有里热，但尚未结实，故不可下。

第30条"寸口脉浮而大，浮为风，大为虚"，认为脉大属虚象，脉大不是实证，而是虚证，因为里实证的脉往往是沉紧的，表实的脉是浮紧。

133.结胸证悉具，烦躁者亦死。

结胸证，如大陷胸汤方证是水热互结于胸胁，属阳明病里实热证，当有精神亢奋、烦躁的表现，但本条说烦躁者亦死，说明不是一般里实热证的烦躁。

第132条是误下，本条是病情迁延，应下未下，导致邪实太过、正气已虚的烦躁，类似阴证的格拒证的烦躁，病情危重，故曰死。

139.太阳病，二三日，不能卧，但欲起，心下必结，脉微弱者，此本有寒分也。反下之，若利止，必作结胸；未止者，四日复下之，此作协热利也。

不能卧，但欲起，是由心下结所致。脉微弱者，此本有寒分也。说明是寒性水饮结于心下，导致水饮凌心射肺，出现了不能卧、但欲起。

太阳病二三日，表邪未解，加上心下必结的寒性水饮，是一个外邪里饮证。但治疗上，却出现了错误的"反下之"，邪气入里。如果利止，不下利，邪气与水饮互结，必作结胸。如果下利，则作协热利。

结胸是邪实结于胸，如大陷胸汤、大陷胸丸、小陷胸汤都是水热或痰热互结于胸部或心下。但也存在阴证的寒实结胸，本条的"脉微弱者"强调是虚证、阴证。如第141条的"寒实结胸，无热证者，与三物小陷胸汤"。

151.脉浮而紧，而复下之，紧反入里，则作痞，按之自濡，但气痞耳。

脉浮而紧，病在表，如麻黄汤证，表未解而下之，则引邪入里，形成痞。所以痞、结胸都往往是表证错误下之而来。

如果按之濡软，不是实邪，是气痞，辨证属阳明病者，可考虑大黄黄连泻心汤。如果按之痛，属于实邪，如第128条的按之痛，当下之。

脏结

129.何谓脏结？答曰：如结胸状，饮食如故，时时下利，寸脉浮，关脉小细沉紧，名曰脏结。舌上白苔滑者，难治。

本条是通过问答的形式说明脏结。脏结的症状，虽然类似结胸，但是饮食如故，说明病不在胃，时时下利，病在肠，也就是腹部的肠道的问题。

寸脉浮，不是表证，而是邪热浮越于外的表现。

关脉小细沉紧，脉小、脉细都是虚脉，反映正虚。

沉紧，为邪气郁阻、气血不通，反映邪实。

再加上舌上白苔滑者，苔白且滑润，属寒证、阴证，同时有痰饮水湿，进而反推本条的时时下利，当属于阴证的下利。属于正虚邪实，难度大，故曰难治。

130.脏结无阳证，不往来寒热，其人反静，舌上苔滑者，不可攻也。

脏结无阳证，说明脏结为阴证，同时没有往来寒热的半表半里的表现，其人反静，是望诊内容，不是阳证的精神亢奋有余，其人安静属于阴证的望诊表现。

舌上苔滑者，即舌苔中的水分多，是阴证的痰饮水湿证的舌苔表现。

脏结是邪实，无阳证、其人反静、舌上苔滑，都是阴证寒实、寒凝的表现，邪实而正虚，治疗难度大，故第 129 条曰难治。

167. 病胁下素有痞，连在脐傍，痛引少腹，入阴筋者，此名脏结，死。

病胁下素有痞，就说明平常就有痞，连在脐傍，有疼痛，波及少腹、甚至入于前阴，疼痛部位比较宽广。仲景通过本条告诉我们，脏结治疗难度极大。

善治者治皮毛，临床上要重视表证的治疗，重视疾病初起、轻症阶段的治疗。很多疾病都是表证不能妥善治疗导致的表邪入里，逐渐病情加重，入于五脏六腑，形成类似脏结的疾病，邪实正虚，治五脏者半死半生，难度极大。

通过上述三条有关脏结的条文，可以看出，脏结属于腹部痞结类疾病，类似腹部肿瘤，六经归属于里阴证的太阴病，舌苔白滑，邪实而正虚，治疗难度大。

第 36 节 水热互结之大陷胸汤丸

结胸证是水热互结于胸胁，治以清热兼以攻逐水饮或痰热，代表方证有三个，大陷胸汤、大陷胸丸、小陷胸汤。

大陷胸汤

134. 太阳病，脉浮而动数，浮则为风，数则为热，动则为痛，数则为虚。头痛发热，微盗汗出，而反恶寒者，表未解也，医反下之，动数变迟，膈内拒痛，胃中空虚，客气动膈，短气躁烦，心中懊恼，阳气内陷，心下因鞭，则为结胸，大陷胸汤主之。若不结胸，但头汗出，余处无汗，剂颈而还，小便不利，身必发黄。

大陷胸汤方

大黄六两，去皮　芒硝一升　甘遂一钱匕

上三味，以水六升，先煮大黄取二升，去滓，内芒硝，煮一两沸，内甘遂末，温服一升，得快利，止后服。

太阳病，脉浮而动数，脉浮为表邪未解，脉动数，有热，应该是太阳阳明合病，也就是后世认为的风热证。

头痛、发热、微盗汗出、恶寒，再加上前面的脉浮，就是发热、恶寒、身疼痛（头痛）、脉浮，说明表证未解。

表证未解，当先解其外或者表里双解，但医反下之。错误的下之，引邪入里，阳气内陷，心下因鞕，则为结胸，水热互结于胸胁，从而出现了大陷胸汤证。

本条和第131条说的"病发于阳，而反下之，热入因作结胸……所以成结胸者，以下之太早故也"，都强调了表证错误下之，导致了结胸证。

131. 病发于阳，而反下之，热入因作结胸；病发于阴，而反下之，因作痞也。**所以成结胸者，以下之太早故也。**结胸者，项亦强，如柔痉状，下之则和，宜大陷胸丸。

脉浮而动数，医反下之，一方面引邪入里，一方面错误的下之虚其津液。

大陷胸汤证的病机是阳明里实热证、水热互结于胸胁，所以脉迟应该是脉迟而有力，是邪实郁阻气机所致，不是虚证的脉迟。

水热互结于胸胁，出现了膈内拒痛、客气动膈，就是胸膈部位的疼痛。热邪扰心则短气躁烦、心中懊憹，故用大陷胸汤苦寒逐热泻水。

如果说下之后不结胸，只是头汗出，余处无汗，剂颈而还，小便不利，身必发黄，就是在发黄篇章讲的热不得外越，瘀热在里，湿热邪气无出路，就会熏蒸而发黄。

135. 伤寒六七日，**结胸热实，脉沉而紧，心下痛，按之石鞕者，大陷胸汤主之。**

结胸、热实，脉沉而紧，是阳明病里实热证。脉沉而紧，是脉沉紧而有力，也是强调了水热互结于胸胁，气机郁阻、不通则痛，所以心下痛，按之石鞕者。治以大陷胸汤苦寒逐热泻水。

136. 伤寒十余日，**热结在里，复往来寒热者，与大柴胡汤。但结胸，无大热者，此为水结在胸胁也。但头微汗出者，大陷胸汤主之。**

本条前面部分讲的是大柴胡汤，后面讲的是大陷胸汤。伤寒十余日，

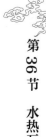

病程相对偏长，往往过了表证，热结在里是阳明病的里实热结，复往来寒热者是半表半里证，所以是少阳阳明合病。

在白虎汤和承气汤方证，反复强调，阳明病基础上大便难，需要用下法、用大黄，如果没有大便难，用清法、不用大黄。与大柴胡汤，反推本条的"热结在里"是里热结于肠，有大便难，用大柴胡汤。如果没有大便难，可以考虑小柴胡加生石膏汤。

但结胸，无大热，麻杏甘石汤证也是无大热。大热指的是承气汤证的蒸蒸发热。无大热强调没有阳明腑实证。如果是阳明腑实证的承气汤证的大热，里热亢盛，身大汗出，甚则手足濈然汗出。

大陷胸汤也是里实热证，水热互结，热邪郁遏，犹如湿遏热伏的状态的身热不扬一样，热势比较低调、不张扬。

无大热、头微汗出者，看似热势不重，实际上水热互结，里热还是比较重的，也有舌上燥而渴、躁烦、心中懊恼等内热症状，只是由于水热互结，热邪被水饮郁遏，而表现为无大热、头微汗出。

137. 太阳病，重发汗而复下之，不大便五六日，舌上燥而渴，日晡所小有潮热，从心下至少腹鞕满，而痛不可近者，大陷胸汤主之。

太阳病，重发汗而复下之，都是错误的治疗，发汗、下之损伤人体正气、津液，肠道津液不足，导致不大便五六日，热盛津伤，舌上燥而渴，像是承气汤方证。

如果是承气汤证，则应当潮热、手足濈然汗出、谵语烦躁等。但此时只是日晡所小有潮热，热势不重，类似第136条的无大热、但头微汗出。

承气汤证是热与肠道糟粕相结，以脐周为核心的腹部疼痛，但此时从心下至少腹鞕满而痛不可近者，疼痛部位更广泛。

如果是承气汤证的"从心下至少腹硬满痛不可近者"，热结非常严重，就不会日晡所小有潮热，而是日晡潮热了。因此反推不是阳明腑实证，而是水热互结的大陷胸汤证。

大陷胸丸

131. 病发于阳，而反下之，热入因作结胸；病发于阴，而反下之，因作痞也。所以成结胸者，以下之太早故也。结胸者，项亦强，如柔痉状，下之则和，宜大陷胸丸。

大黄半斤 葶苈子半升，熬 芒硝半升 杏仁半升，去皮尖，熬黑

上四味，捣筛二味，内杏仁芒硝，合研如脂，和散，取如弹丸一枚，别捣甘遂末一钱匕，白蜜二合，水二升，煮取一升，温顿服之，一宿乃下，如不下，更服，取下为效，禁如药法。

我们反复强调，表证、里证、半表半里证，三个病位一定要辨别准确，因为三个病位辨别错误了，法随证立，治法就会出错。如本条存在表证，错误地认为没有表证，那么你就会用治疗里证的下法去治疗表证，就容易引邪入里。本条强调了结胸、痞都是源自表证错误下之。

"病发于阳，而反下之，热入因作结胸；病发于阴，而反下之，因作痞也。所以成结胸者，以下之太早故也。"第134条的"表未解也，医反下之……则为结胸"，都是强调临床当中很多疾病都是表证错误治疗得来的，表证错误下之，引邪入里，容易形成结胸或痞。

病发于阳，是表阳证，下之，容易形成结胸；病发于阴，是表阴证，本身正气不足，无热，再下之更伤津液、正气，形成了阴证的痞，所以《伤寒论》中与痞相关的，大多属于阴证范畴。

阴证的痞，大多是用人参来治疗的，比如半夏泻心汤类方。结胸证是心下鞕、按之疼痛，属实邪，属阳证，需要攻逐。而半夏泻心汤证的痞属于虚性的痞，需要用人参。

结胸者，项亦强，如柔痉状，下之则和，宜大陷胸丸。结胸是水热互结于胸胁，气机不畅，也会项亦强，如柔痉状，不是葛根汤的项背强

第36节 水热互结之大陷胸汤丸

几几。

结胸证虽然邪实不在肠腑，不用承气汤，但依然是阳明病里实热证，治法是下法，大黄为主药。所以仲景说"结胸者……下之则和"。

大陷胸丸，在大陷胸汤的大黄、芒硝、甘遂基础上，再加上葶苈子、杏仁祛水饮，白蜜缓中补虚。葶苈子也是攻逐水饮的药物，如葶苈大枣泻肺汤。杏仁宣气以利于水湿祛除。

从服药方法来看，大黄、葶苈子、芒硝、杏仁捣丸，取如弹丸一枚，别捣甘遂末一钱匕，前四味药物剂量不大，但甘遂一钱匕，剂量同大陷胸汤，所以大陷胸丸逐水力度也不弱，但攻下力量减弱，适用于水热互结、症状不急迫的时候，可以用丸药，丸者缓也。

方后注的"一宿乃下，如不下，更服，取下为效，禁如药法"。其实也是汗吐下三法祛邪的共同要求，以知为度，不能过汗、过吐、过下。

结胸的病机、症状

上述条文，可以看作张仲景诊治结胸的不同案例。结胸的病机是阳明病里实热证，水热互结于胸胁，郁阻气机、不通则痛。

常见症状就是胸胁、心下胃脘部位的疼痛，如条文所描述的膈内拒痛、心下因鞕、心下痛、按之石鞕者、心下至少腹鞕满而痛不可近者。水热互结，所以脉迟、脉沉紧而有力。

大陷胸汤方证表面上看热象不重，表现为无大热、但头微汗出、日晡所小有潮热。实际也属于阳明病里实热证，里热重，只是里热被水饮郁遏而已，也有舌上燥而渴、躁烦、心中懊恼等内热症状，也往往伴有二便不利，舌苔黄厚而腻。

治疗上以大陷胸汤为代表方证，大黄、芒硝苦寒清热逐邪，甘遂性味苦寒、攻逐水饮。症状不急迫，可选用大陷胸丸。

结胸证的大陷胸汤丸需要和十枣汤相鉴别。

十枣汤证也是水饮在里，《金匮要略》称之为悬饮。病悬饮者，十枣汤主之。

十枣汤方证有邪实（水饮），但无热，水饮更重，所以只是甘遂、大戟、芫花攻逐水饮，大枣护正，正气相对不虚，也可归入于阳明病范畴。

而大陷胸汤证是有邪实（水饮），也有热，水热互结，除了用甘遂逐水，还用大黄、芒硝来攻逐邪热，相对于十枣汤证而言，往往伴有大便难、小便不利、胃脘部疼痛拒按、发热等。

大陷胸汤证和茵陈蒿汤证的鉴别。

二者皆属于阳明病。发黄的病机是瘀热在里，湿热瘀阻，热不得外越，类似结胸的水热互结。

只是茵陈蒿汤证属湿热证，病位更靠下，出现了小便不利、大便不通，用茵陈、栀子清热利湿，大黄逐邪。

大陷胸汤证也是阳明里实热证，水热互结，相对于茵陈蒿汤证为重，往往也伴见有小便不利、大便不利的情况，大黄、芒硝苦寒攻逐邪气，甘遂攻逐水饮，部位偏于胸胁、心下部位。

第37节　痰热互结心下之小陷胸汤

138. 小结胸病，正在心下，按之则痛，脉浮滑者，小陷胸汤主之。

黄连一两　半夏半升，洗　瓜蒌实大者一枚

上三味，以水六升，先煮瓜蒌，取三升，去滓，内诸药，煮取二升，去滓，分温三服。

小陷胸汤证也是结胸证。大陷胸、小陷胸，取决于结胸程度的轻重，就像大承气和小承气的区别。

结胸的主要部位就是胸胁和心下部位，如大陷胸汤证的心下因鞕，心下痛、按之石鞕者，从心下至少腹鞕满而痛不可近者。小陷胸汤方证是小结胸，程度不如大陷胸汤证的大结胸，部位也是以心下为主，正在心下，按之则痛。

水热互结程度重，则脉迟或脉沉紧，小陷胸汤证的脉浮滑，说明水热互结的程度相对于大陷胸汤证为轻。虽然也属阳明病，但没有达到里实热结的程度，是痰热郁阻，不用甘遂，用半夏辛开化痰、黄连苦寒清热。没有大便难，不用大黄、芒硝，只是用瓜蒌苦寒润下，具有一定的通下作用，替代大黄。

叶天士《温热论》：再人之体，脘在腹上，其地位处于中，按之痛，或自痛，或痞胀，当用苦泄，以其入腹近也。必验之于舌，或黄或浊，可与小陷胸汤或泻心汤，随证治之；或白不燥，或黄白相兼，或灰白不渴，慎不可乱投苦泄。

条文强调了心下胃脘部位的疼痛、痞胀，同时舌苔黄浊，属于湿热郁阻、气机不通，治法当清热疏利气机，也就是苦泄。

叶天士认为用小陷胸汤的半夏、黄连、瓜蒌或泻心汤的半夏、黄芩、黄连、干姜等，辛开疏利气机祛湿、苦寒清热燥湿。如果苔白、或黄白相间、灰白不渴，说明不是阳证，存在阴证的寒湿，当温化，不能乱投苦泄的小陷胸汤或泻心汤。

吴鞠通在《温病条辨》中焦篇提出了小陷胸加枳实汤方（苦辛寒法），治疗湿热证郁阻中焦。其实也告诉我们小陷胸汤的病机是痰热或湿热互结于心下，以心下疼痛（正在心下，按之则痛）为主，因为有热、有痰，所以舌苔往往是黄厚滑腻的，脉是沉紧或沉滑的。

仲景把脏结和结胸放在一起鉴别，脏结为阴证，以腹部症状为主，预后差。结胸属于阳证，正气不虚，水热互结于胸胁、心下，治法以苦寒攻逐水饮，大黄、芒硝攻逐实邪，甘遂逐水。

若病情相对缓，用大陷胸丸，丸者缓也，同时加入葶苈子、杏仁增强利水效果。若病证轻，痰热互结于心下，用小陷胸汤。

后世温病学派经验则加入枳实以增强苦辛通降、疏利气机以利于痰热祛除。上述方证都属于阳明病，若存在虚寒或寒湿，则不能轻用，这就是叶天士强调的"（舌苔）或白不燥，或黄白相兼，或灰白不渴，慎不可乱投苦泄"。

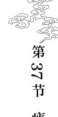

第 38 节　十枣汤与控涎丹

大陷胸汤、大陷胸丸、小陷胸汤三证，是水热互结或痰热互结，治法是苦寒清热逐水或苦寒清热化痰。十枣汤方证，是热邪不著的水饮郁结于胸胁。

152. 太阳中风，下利呕逆，表解者，乃可攻之。其人漐漐汗出，发作有时，头痛，心下痞鞕满，引胁下痛，干呕短气，汗出不恶寒者，此表解里未和也。十枣汤主之。

芫花，熬　甘遂　大戟

上三味等分，各别捣为散，以水一升半，先煮大枣肥者十枚，取八合，去滓，内药末，强人服一钱匕，羸人服半钱，温服之，平旦服。若下少，病不除者，明日更服，加半钱，得快下利后，糜粥自养。

十枣汤是一个攻逐水饮的峻剂，病位在里的实证，水饮内结但无热的状态，正气不虚，治法是攻下，因此归为阳明病。十枣汤证无明显内热，如果有内热，大黄、芒硝也是可以加入的，就像大陷胸汤一样。

太阳中风，存在表证，下利呕逆，属于水饮，辨证为外邪里饮。所以仲景强调表解者，乃可攻之，意思是表不解，则表里双解，不能单纯治里饮。

"漐漐汗出……汗出不恶寒者"，说明表解，表解者乃可攻之。临床上需要注意，水饮证因为郁阻气机，往往容易导致表证不易解除，因此对于水饮证，要注意是否合并有表证，有表则表里双解。

把本条看作仲景的医案，症状就是：下利呕逆，漐漐汗出，头痛，心下痞鞕满，引胁下痛，干呕短气，汗出不恶寒。

水饮郁阻气机，导致症状比较多，如小青龙汤的诸多或然证。其中下利、呕逆、心下痞鞕满、引邪下痛、干呕、短气，都是水饮郁结的表现。

水饮下迫于肠则下利、逆于胃则呕逆。水饮上冲可以出现头痛、眩晕，水饮郁阻心下则心下痞鞕满，郁阻胸胁则引胁下痛，逆于胃则呕，影响胸中气机则短气。因为属于阳明病的里实证，正气不虚，所以汗出不恶寒。

汗出不恶寒者，此表解里未和也。表证已解，才可攻逐水饮，因此，条文要表达的意思是：其人漐漐汗出，发作有时，头痛，汗出不恶寒者，此表解里未和也。心下痞鞕满，引胁下痛，干呕短气，十枣汤主之。

水饮郁阻气机，攻冲于头部则头痛，逆于心下则心下痞鞕满，引胁下痛，犯于胃则干呕、逆于肺则短气，水饮不在胃，所以只是干呕。汗出不恶寒者，此表解里未和也。表证已解，水饮不除，才可用十枣汤治疗。

水饮停于心下则心下痞鞕满，为何不用苓桂术甘汤呢？十枣汤的心下痞鞕满、引胁下痛，程度要比桂枝去桂加茯苓白术汤的"心下满微痛"、苓桂术甘汤的"心下逆满"更重，且有引胁下痛，说明邪实、水饮重，非淡渗之品所能胜，不是平和的苓桂术甘汤能够解决的，需要十枣汤攻逐水饮。

十枣汤方证和结胸有一定相似的病机，都是里实邪（水饮），但十枣汤方证无明显热象，所以只是攻逐水饮，不用清热的大黄、芒硝。甘遂、大戟苦寒，芫花偏温一些，三味药都是以攻逐水饮而著称的药物。

《金匮要略》病悬饮者，十枣汤主之。

悬饮的定义是：饮后水流在胁下，咳唾引痛，谓之悬饮。病悬饮者，饮后水流在胁下，咳唾引痛，水饮重证，郁阻气机，导致疼痛，类似当下的胸腔积液，辨证为水饮内停。

邪实的时候，可以用十枣汤攻下。虽然条文说病悬饮，十枣汤主之。需要注意，临床上不是辨病论治，而是辨证论治。不是说悬饮都能用十枣汤，只能说悬饮的时候，有十枣汤方证，才能用十枣汤。

《金匮要略》咳家，其脉弦，为有水，十枣汤主之。

咳家，也就是反复咳嗽。水饮凌心则悸、射肺则咳，所以痰饮水湿证也容易出现呼吸系统的咳痰喘，讲小青龙汤方证的时候也强调过小青龙汤证是外邪里饮，其主症也是呼吸系统的咳、痰、喘。

水饮郁阻气机，脉多弦，所以有弦脉主水的说法。十枣汤证是里实证的水饮内停、郁阻于胸胁，所以呼吸系统的咳、痰、喘也是常见症状，本条也体现了咳痰喘和水饮的相关性。不是说水饮的咳嗽、脉弦，都能用十枣汤，还是要进一步辨别是否存在十枣汤方证。

《金匮要略》夫有支饮家，咳烦，胸中痛者，不卒死，至一百日或一岁，宜十枣汤。

支饮，水饮射肺则咳，气机不利或水饮化热则心烦，郁阻气机，不通则痛，故胸中痛。邪气实，可考虑十枣汤攻逐水饮。

扶正祛邪是治则，贯穿于治疗始终。甘遂、大戟、芫花三味药攻逐水饮，祛邪的同时也容易损伤人体正气，因此用十枚肥大枣煎汤送服，顾护正气，所以任应秋老先生认为十枣汤君药为十枚大枣。

具体药量需要根据患者体质调整，以知为度，如方后注强调的"强人服一钱匕，羸人服半钱"。服药从小剂量加起。若下少，病不除者，明日更服，加半钱，以知为度。服药得快下利后，停药，糜粥自养。

十枣汤是逐邪的，虽然有十枚大枣，也容易伤正气，所以得快下利后，糜粥自养。张石顽谓"但服此方数服，其病如失，后以六君子调补"。后世医家在痰饮消除后多予六君子汤健脾益气以杜生痰之源，或用理气健脾以善其后，都是值得我们借鉴的。要明白十枣汤证如何善后、避免复发。

十枣汤是祛饮攻邪的，侧重于治标，不宜久用、多用。服十枣汤后虽然水饮一时得以祛除，但脾为生痰（痰饮水湿）之源，仍需要善后，仍然考虑用苓桂术甘汤、六君子汤等善后。

就像对于林黛玉的少阴表证，虽然仲景给出了麻黄附子甘草汤、桂枝加附子汤的治疗方案，但少阴表证解决后，治疗就结束了吗？是否继续善后呢？善后用什么法呢？我们在少阴病的时候解读过，大家可以温习一下。

后世医家认为十枣汤虽好，但攻逐力量过于迅猛，于是做了一些加减改良。南宋陈无择《三因极一病证方论》有两个变方，一个是把十枣汤从汤剂变成丸剂，叫十枣丸。一个把十枣汤的芫花替换成白芥子，甘遂、大戟、白芥子各等分，叫控涎丹。陈无择将十枣汤演变而为十枣丸和控涎丹二方，是通过实践体会而获得的经验，这在今后剂型改革上值得参考。

从控涎丹的名字来看，说明甘遂、大戟、白芥子三者同用，化痰排痰相对于十枣汤更温和一些，朱丹溪说："痰在胁下及皮里膜外者，非白芥子莫能达。"王洪绪认为"皮里膜外阴寒之痰，非此（白芥子）不治"。《本草经疏》认为"（白芥子）能搜剔内外痰结，及胸膈寒痰冷涎壅塞者殊效"。已故国医大师朱良春老先生认为甘遂、大戟而伍以白芥子，实为促使发挥更广泛疗效的关键。

当前常用十枣汤治疗胸腔积液，但胸腔积液不能作为十枣汤的诊断标准，还是应该辨证来看。徐灵胎说："本方乃下痰之方，人实证实者用

第38节 十枣汤与控涎丹

之。"是非常确当的指示。如果水饮化热，可以考虑大陷胸汤丸。

痰饮水湿归属太阴病，十枣汤是水饮重证，虽有十枚大枣护胃，依然整体属于邪实、正气不虚，标实为主，以攻邪祛饮为主。因此临床上将十枣汤归属于阳明病方证。十枣汤侧重于祛邪。邪去之后，还需要补虚，杜绝痰饮的生成，可考虑苓桂术甘汤、六君子汤等善后。

第 39 节　咽痛六方证

　　咽痛也是临床常见的症状，《伤寒论》中以咽痛为主症的方证有 5 个，分别是甘草汤、桔梗汤、苦酒汤、半夏散及汤和猪肤汤。

　　从病性角度来看，世间疾病只有两种，不是阳证就是阴证。临床上热证的时候常见咽痛，所以见到咽痛就说上火，先入为主地认为是热证，清热解毒利咽，这是不对的。大家想一想，难道所有的咽痛都是热证吗？出现咽痛的原因是什么？阴证的时候就不会有咽痛吗？

　　咽痛是一个症状，察色按脉、先别阴阳，首先辨别咽痛是阳证还是阴证。咽痛存在着热证、阳证，也存在着寒证、阴证，对于阳证的咽痛，可以清热解毒利咽，对于阴证的咽痛，要温阳散寒或温阳潜降。

　　疼痛的原因主要有两个：不荣则痛、不通则痛。表证麻黄汤的头项强痛属于不通则痛，所以辛温发汗能够解决表证的疼痛。

　　咽痛大多属于咽部气血不通则痛，热证可导致咽部疼痛，多见于半表半里热或里热；寒证时气血凝滞，同样可以咽痛，如麻黄附子细辛汤证，甚至通脉四逆汤证也有咽痛。

　　317. 少阴病，下利清谷，里寒外热，手足厥逆，脉微欲绝，身反不恶寒，其人面色赤，或腹痛，或干呕，或咽痛，或利止脉不出者，通脉四逆汤主之。

甘草汤、桔梗汤

311. 少阴病，二三日，咽痛者，可与甘草汤。不差，与桔梗汤。

甘草汤方

甘草二两

上一味，以水三升，煮取一升半，去滓，温服七合，日二服。

桔梗汤方

桔梗一两　甘草二两

上二味，以水三升，煮取一升，去滓，温分再服。

本条虽然冠名为少阴病，但实际上不是少阴病，而是阳明病的里热，可能是少阴病因为津液不足而入里化热。

不用纠结这个咽痛是不是由少阴病传变而来的，我们关注的是当前的症状、当前的证，当前是阳明病内热的咽痛，那我们就从阳明病入手，清热解毒，热相对比较轻，用一味生甘草清热利咽。

桂枝汤、小柴胡汤中是用的炙甘草，炙甘草甘温益气、缓中补虚，甘草汤、桔梗汤中是用的生甘草，生甘草具有一定的清热解毒利咽作用。

如果一味生甘草不能解决，再加桔梗清热利咽。这就是仲景的治疗思路。能用小承气汤攻下的，就不用大承气汤。能用桂枝汤解表的，就不用麻黄汤，都是一个道理。

少阳之为病，口苦，咽干，目眩也。咽部症状的咽干、咽痛常见于半表半里，但里热也可以导致咽痛。

甘草汤、桔梗汤的咽痛属于热证，没有半表半里虚实、寒热错杂的病机，故归属于阳明病。

治疗上，一方面清热，一方面还要透散气机、火郁发之。《温病条辨》翘荷汤也是治疗热证咽痛的代表方。

《温病条辨》燥气化火，清窍不利者，翘荷汤主之。

翘荷汤（辛凉法）方药组成为：薄荷、连翘、生甘草、黑栀皮、桔梗、绿豆皮。在桔梗汤的基础上，加入薄荷、连翘、栀子、绿豆皮，增强了清热透散的作用，为治疗提供了思路。

对于热证的咽痛，胡希恕先生常用小柴胡加桔梗汤，如果热重，再加生石膏，即小柴胡汤加桔梗、生石膏来治疗。

苦酒汤

312.少阴病，咽中伤，生疮，不能语言，声不出者，苦酒汤主之。

半夏洗，破如枣核，十四枚　鸡子一枚，去黄，内上苦酒，着鸡子壳中

上二味，内半夏，著苦酒中，以鸡子壳置刀环中，安火上，令三沸，去滓，少少含咽之，不差，更作三剂。

苦酒汤的症状，咽中伤、生疮、不能语言、声不出，类似咽喉部位的糜烂溃疡所导致的疼痛、不能发音的症状。

难道咽喉部位疼痛糜烂都一定是阳证、热证吗？现在耳鼻喉科的医师也强调要观察咽喉部位的色泽，是鲜红的还是淡白的，都强调了要辨寒热、辨阴阳。

仲景用的是半夏、鸡子去黄、苦酒，半夏辛温、不清热，鸡子一枚去黄，内苦酒，现在认为苦酒是醋，酸敛有清热且利于伤口的愈合，生鸡蛋也有清热解毒的作用，在河南很多农村地区，上火咽痛的时候，老人都会直接喝生鸡蛋，起到清热解毒利咽作用。

彭坚教授曾在一篇论文中提到：冯世纶先生在1984年3月15日从北京赶到长沙参加马王堆医书研究会第2次学术会议。途中感受风寒，咽喉疼痛剧烈，不能发声，痰涎壅盛。见面后请彭坚教授准备几片生半

夏，1个生鸡蛋，1杯米醋。以电热杯将半夏放在醋中煮几分钟，将药汁倒入蛋清中搅拌至半熟，每次一小口，徐徐咽下。第2天见面时，已神情爽朗，面带微笑，声音如常，此事令彭坚教授印象十分深刻。

彭坚教授自己说，曾经用本方治疗一位患者，取得显著疗效。这位患者是某市主要领导，即将离任升职，在准备做最后一次报告前1周，因为受寒，突然声嘶，喉头高度水肿，经西医用大量激素几天后，不但无效，反致完全不能发声，在离做报告只有1天时，请彭坚教授会诊，用苦酒汤加减，连夜频服，仅仅1剂，即能够发声，做完了长达几个小时的报告。（彭坚.疼痛辨治的经方思路[J].湖南中医药大学学报，2013，33（05）：3-10）

《神农本草经》半夏，味辛平，主伤寒寒热，心下坚，下气，喉咽肿痛，头眩，胸胀，咳逆，肠鸣，止汗。

半夏，味辛平……喉咽肿痛。本方主治咽喉肿痛，和半夏味辛有关，辛开散寒，化痰解凝止痛，辅以鸡子清热养阴、苦酒酸敛疮面。属于寒热错杂的情况，如果是单纯实热，当用翘荷汤或小柴胡汤加桔梗、石膏。

冯世纶教授认为本方常用于治疗外感后、或多语而致声音嘶哑。先用米醋适量煎半夏15g约5分钟，然后加入等量鸡子清，变白浊即离火，放瓷碗中，放冷，频频抿服，治愈尤多。

半夏散及汤

313.少阴病，咽中痛，半夏散及汤主之。

半夏，洗　桂枝，去皮　甘草，炙

上三味，等分，各别捣筛已，合治之，白饮和服方寸匕，日三服。若不能散服者，以水一升，煎七沸，内散两方寸匕，更煮三沸，下火，令小冷，少少咽之。半夏有毒，不当散服。

半夏散及汤的主症是咽中痛，苦酒汤的主症也是咽中痛，咽中伤、生疮、声音也说不出来，肯定也是咽喉痛的。

半夏散及汤除了用半夏以外，还加了桂枝甘草汤。桂枝甘草汤可以看作桂枝汤的底方，有一定解表作用，同时桂枝、甘草辛甘化阳以散寒，所以半夏散及汤属于阴证的咽喉疼痛，或有表不解，归属于少阴病。治法为解表散寒、利咽止痛。本方是炙甘草，不是生甘草，不在于清热。

半夏散及汤、麻黄附子细辛汤都是临床常用的治疗少阴证咽痛的处方。麻黄附子细辛汤的表证更加突出，而半夏散及汤表证轻，而咽痛为主。

另外注意服药方法，苦酒汤和半夏散及汤都是少少含咽之、少少咽之。强调含服药物，更多地停留在咽部，增强治疗效果，也可以看作外用法，也是需要值得我们注意的局部治疗。

猪肤汤

310. 少阴病，下利、咽痛、胸满、心烦，猪肤汤主之。

猪肤一斤

上一味，以水一斗，煮取五升，去滓，加白蜜一升，白粉五合熬香，和令相得，温分六服。

下利、咽痛、胸满、心烦，是津伤内热状态。下利导致津液不足而内热，内热导致咽痛、胸满、心烦。胸满也是里热所致。

猪肤一斤，煮取五升，再加上滋阴润燥的白蜜和白粉（米粉）熬香，起到一个养阴生津、润燥清热的作用。

据有学者言，炼钢厂工人在高炉旁工作，长期处于一种高温的环境，他们怎么降温降暑呢？就是拿猪皮煮上一大锅汤来喝，其实也说明猪肤（猪皮）煎汤，具有一定的滋阴养阴、润燥清热的作用。

拓展一下，猪肤乃血肉有情之品，能滋阴润燥清热，驴皮熬汤最后成了阿胶，不也是具有养阴养血的作用吗？从这个角度来看，猪肤汤的猪肤、猪苓汤的阿胶，药效有类似之处。

麦门冬汤

阴虚导致咽部症状，还有个麦门冬汤方证。

《金匮要略》大逆上气，咽喉不利，止逆下气者，麦门冬汤主之。

麦门冬汤方：麦门冬七升、半夏一升、人参二两、甘草二两、粳米三合、大枣十二枚。

本方和猪肤汤有类似的地方。麦门冬、人参、甘草、粳米、大枣，类似猪肤、蜂蜜、白粉润燥，再加半夏，常用于阴虚为主导致的咽部不利（咽干、咽痛）、咳嗽。

从温病角度来看，麦门冬汤证属于肺胃津伤，滋阴即可。而猪肤汤的阴伤程度重，类似下焦肝肾阴伤，需要用血肉有情之品。

漫言变化千般状，不外阴阳表里间。不能见到咽痛就清热，还是要辨阴阳。

对于热证咽痛，轻者用甘草汤，重者用桔梗汤，用的都是生甘草，再重用小柴胡汤加生石膏、桔梗。同时也可以参考《温病条辨》翘荷汤的思路。

若阴虚燥热咽痛，可用猪肤汤，津伤明显考虑麦门冬汤。热象不著、寒热错杂的咽痛，用苦酒汤。寒象明显或伴有表证用半夏散及汤，少阴表证明显者用麻黄附子细辛汤，必要时加半夏。

仲景通过《伤寒论》398条、113方，给我们确立了六经辨治体系，这6个治疗咽痛的方证，也可以看作仲景通过咽痛，给我们展现了先辨六经继辨方证的临床思维。

第 40 节　阳明病外证

六经的本质就是三个病位、两个病性构成的六个诊断。阳明病是里阳证，病位在里的阳证，符合里证的诊断标准，同时符合阳证的诊断标准，就是阳明病。

在《伤寒论》中，有阳明病外证，与此对应的，当存在阳明病里证。需要注意，阳明外证，不是表证，而是阳明病的一个证型。

182. 问曰：阳明病外证云何？答曰：身热，汗自出，不恶寒，反恶热也。

阳明病外证，不是说阳明病有表证。六经皆有表证的说法，是不对的。

六经来自八纲，阳明病外证具体的症状，归纳调整一下顺序，就是发热、不恶寒、恶热、汗出。典型表证是发热恶寒、身疼痛、不汗出、脉浮紧。

阳明病的病位在里，病性为阳，存在里热，里热充斥而发热、恶热、不恶寒，里热迫津液外泄而汗出。

阳明病外证可以看作阳明病的外在的症状表现，因此本条强调了阳明病的外在症状，常见：发热、恶热、不恶寒、有汗出。

阳明病分为两大类型，阳明经证、阳明腑证。本条的阳明病外证，即阳明经证。

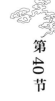

阳明经证、阳明腑证的鉴别要点就是看有无大便难，有大便难（有形之热）的即阳明腑证，用下法，如承气汤类方；无大便难的即阳明经证（无形之热），用清法，如白虎汤类方。

183. 问曰：病有得之一日，不发热而恶寒者，何也？答曰：虽得之一日，恶寒将自罢，即自汗出而恶热也。

本条是问答形式，可以看作一个案例。患者第一天没有阳明病的表现，只是不发热、恶寒。第二天出现了自汗出、恶热、不恶寒的阳明病，即阳明外证的发热、汗出、不恶寒、反恶热。

太阳病，或已发热，或未发热，必恶寒……本条也可以理解为阳明病初起阶段（病有得之一日），也可表现为表证的不发热、恶寒。

因为阳明病也往往是由外感表证传变而来，临床常见患者第一天可能还是表证的太阳病，第二天表证消失，传变成了里阳证的阳明病。治疗的时候，有表解表，没有表不能解表，有热（证）清热，没有热（证）的时候不能清热。

这个患者，发病第一天，只是不发热、恶寒，尚未出现汗出、恶热，此时能确定是阳明病吗？肯定不能，能确定这个患者第二天会传变为阳明病吗？也不能。

怎么治疗？我们只能根据当下的证来辨证论治，有是证用是方。如果只是不发热、恶寒，没有其他里热（自汗出而恶热）表现，脉也没有躁数急的表现，依然应当从表证论治，给予解表发汗。如果第二天，恶寒自罢，出现了汗出、恶热，标志着传入阳明，从阳明病论治。

4.伤寒一日，太阳受之，脉若静者，为不传；颇欲吐，若躁烦，脉数急者，为传也。

理解了这个治疗思路，就能理解为何吴鞠通在《温病条辨》提出来桂枝汤治疗温病初起了。

吴鞠通《温病条辨》上焦篇第三条、第四条：

三、太阴之为病，脉不缓不紧而动数，或两寸独大，尺肤热，头痛，微恶风寒，身热自汗，口渴，或不渴，而咳，午后热甚者，名曰温病。

四、太阴风温、温热、温疫、冬温，初起恶风寒者，桂枝汤主之；但热不恶寒而渴者，辛凉平剂银翘散主之。温毒、暑温、湿温、温疟，不在此例。

第三条的"微恶风寒……名曰温病"，第四条的"太阴风温、温热、温疫、冬温，初起恶风寒者……"，都在强调温病初起时候，也会有恶寒的症状表现。其实就是《伤寒论》第183条描述的，阳明病（温病）初起存在不发热而恶寒的表证阶段。吴鞠通认为应当用桂枝汤治疗。

温病是以发热为主要特点的热证疾病。温病初起的时候，可能会有不发热、恶寒的表证阶段。只是温病本身属于热证，由表入里的传变速度快，表证桂枝汤证的时间窗口短，很快就会表证消除而传变为气分，即阳明病，从而表现为发热、汗出、不恶寒、反恶热。可能开的桂枝汤还没有服上，桂枝汤证阶段就过去了。

吴鞠通的条文明确告诉我们，前提是温病初起的恶风寒，所以很多学者认为，即使温病初起有恶风寒的表证，也不是单纯的表证，而是温病的表证，有里热，不应该用辛温的桂枝汤，要用辛凉解表的银翘散。因此吴鞠通认为温病初起的恶风寒阶段，用桂枝汤治疗，常常被后世的温病学家指责。

问题是，假若疾病初起，只是不发热而恶寒，没有其他里热的症状表现，无法确定是太阳病还是温病，怎么办？你也不知道第二天会不会出现发热、汗出、恶热、不恶寒，怎么办？只能辨证论治。初起有桂枝汤证，同时没有任何里热表现的时候，可以给桂枝汤。

如果初起阶段治好了，就不会传变为阳明病了。一个新冠患者，初起表现为发热、恶寒、鼻部症状等表证症状，假若经解表治疗后，汗出

第40节　阳明病外证

病已，从中医角度来看，就是外感。无论是外感还是疫病，中医治疗都是辨证论治，观其脉证、知犯何逆、随证治之。

只不过疫病具有传染性、死亡率高的特点。在表证阶段，治好了就是个感冒。中医治疗离不开辨证论治的指导，有表解表、有热清热、有湿化湿。

阳明病（温病）的外感阶段，除了恶风寒的表证，往往还伴有里热表现，如发热重、恶寒轻、汗出、口渴、舌红、脉数等，也被称为风热外感，治疗上需要表里双解，比如麻黄与石膏配伍的麻杏甘石汤，或者银翘散，都是辛凉解表法的代表，当前常用的中成药连花清瘟，也是属于这个治法。

回到条文，如果这个患者，病情初起，得之一日，不发热而恶寒，又没有其他阳明里热（温病）的表现，不能确定是阳明病（温病），那就从表证论治即可。第二日传变为阳明病，从阳明病论治。也提示我们对于太阳病，要警惕是否合病有阳明里热，是单纯的太阳病，还是太阳阳明合病。

184. 问曰：恶寒何故自罢？答曰：阳明居中，主土也，万物所归，无所复传，始虽恶寒，二日自止，此为阳明病也。

本条与第 183 条结合起来理解。学生问，恶寒为何消失？原因在上条详细剖析了。老师的回答是从五行角度解释的。因为《伤寒论》承自《神农本草经》《伊尹汤液经》，所以皇甫谧在《针灸甲乙经》序中曰："伊尹以元圣之才，撰用《神农本草》以为《汤液》，汉张仲景论广《汤液》为十数卷，用之多验。"论广《汤液》为十数卷就是《伤寒论》。

《伤寒论》贯穿着六经八纲辨证思想，是仲景在前人基础上论广而来，难免夹杂一些五行、脏腑理论，也有可能是《汤液经》的原文，仲景给保留下来。

本条是从五行角度来解释为何阳明病初起有恶寒，很快消失，不必牵强附会解释。

185. 本太阳，初得病时，发其汗，汗先出不彻，因转属阳明也。伤寒发热，无汗，呕不能食，而反汗出濈濈然者，是转属阳明也。

本条阐述了阳明病由表而来。太阳病的治法是发汗，若汗出不彻，邪气不能完全解除，可能会入里化热，转属阳明。

结合第3条"太阳病，或已发热，或未发热，必恶寒，体痛，呕逆，脉阴阳俱紧者，名为伤寒"，伤寒本应发热、无汗、呕逆（呕不能食），而反汗出濈濈然者，用了个"反"字，说明当出现汗出濈濈然者，已经不是伤寒（表证），而是传变为阳明病。

汗出濈濈然，是阳明病的标志性症状之一。表证一般无汗，如麻黄汤证，即使桂枝汤证有汗出，也是不畅的，而这里汗出濈濈然，是阳明病的里热已盛，逼迫津液外泄所致，故曰转属阳明也。

188. 伤寒转系阳明者，其人濈然微汗出也。

本条同第185条，强调阳明病的一个标志性症状，就是汗出濈濈然。见到汗出濈濈然，标志着传变为阳明病。

汗出的原因是里热逼迫津液外泄，身体依靠汗出来散热。一般情况下，里热越重，汗出越明显。如果达到了阳明腑实证的程度，就连手足都濈然汗出了。

186. 伤寒三日，阳明脉大。

脉大，大就是有力的意思。阳明病里热盛，正邪交争有力，故脉大滑数而有力等。

182. 问曰：阳明病外证云何？答曰：身热，**汗自出**，不恶寒，反恶热也。

第 40 节 阳明病外证

183.问曰：病有得之一日，不发热而恶寒者，何也？答曰：虽得之一日，恶寒将自罢，即自汗出而恶热也。

185.本太阳，初得病时，发其汗，汗先出不彻，因转属阳明也。伤寒发热，无汗，呕不能食，而**反汗出濈濈然者**，是转属阳明也。

188.伤寒转系阳明者，**其人濈然微汗出也。**

上述四条强调了汗出是阳明病的常见症状，如第182条的"汗自出"、第183条的"自汗出"、第185条的"反汗出濈濈然者"、第188条的"濈然微汗出"。病机为里实热，逼迫津液外出所致。

从上面条文可以看出，阳明病的时候，常见症状有：发热、恶热、不恶寒、自汗出（汗出濈濈然）、脉大，都是里阳证阳明病的外在症状表现。

发热，六经皆可见，因此不把发热作为阳明病的标志性症状。

97.血弱气尽，腠理开，邪气因入，与正气相搏，结于胁下。正邪分争，往来寒热，休作有时，嘿嘿不欲饮食。脏腑相连，其痛必下，邪高痛下，故使呕也。小柴胡汤主之。服柴胡汤已，**渴者，属阳明**，以法治之。

244.太阳病，寸缓、关浮、尺弱，其人发热汗出，复恶寒，不呕，但心下痞者，此以医下之也。如不下者，**病人不恶寒而渴者，此转属阳明也。**

61.下之后，复发汗，昼日烦躁不得眠，夜而安静，不呕，**不渴**，无表证，脉沉微，身无大热者，干姜附子汤主之。

277.自利**不渴**者，属太阴，以其藏有寒故也，当温之，宜服四逆辈。

"渴"是阳明病的常见症状，如第97条的"渴者属阳明"、第244条的"不恶寒而渴者"；第61条的不渴、第277条的不渴，通过不渴排除了阳明病，所以不渴者，是阳明病的对立面，属太阴。反过来也说明渴者属阳明，不渴者属太阴。

阳明病的口渴，原因在于热盛津伤，人体需要饮水自救，故而口渴喜饮、喜冷饮。

373. 下利欲饮水者，以有热故也，白头翁汤主之。

367. 下利，脉数而渴者，今自愈。设不差，必清脓血，以有热故也。

白头翁汤方证的"欲饮水者"，即口渴，第367条的"渴者……以有热故也"，说明口渴是辨别寒热、辨别阴阳的要点。下利的时候，口不渴是太阴病，口渴是阳明病。因此辨别阴阳的时候，需要关注口渴与否和饮水的多少，辨口渴也归为阴阳辨证的五个要点之一。

63. 发汗后，不可更行桂枝汤，汗出而喘，无大热者，可与麻黄杏仁甘草石膏汤。

162. 下后不可更行桂枝汤，若汗出而喘，无大热者，可与麻黄杏子甘草石膏汤。

里热时逼迫津液外泄而汗出，肺为娇脏、清虚之体，不耐寒热，内热熏灼于肺则喘，所以里热时，在汗出的同时也往往伴有喘证，如麻黄杏仁甘草石膏汤的汗出而喘。

38. 太阳中风，脉浮紧，发热恶寒，身疼痛，不汗出而烦躁者，大青龙汤主之。若脉微弱，汗出恶风者，不可服之。服之则厥逆，筋惕肉𥆧，此为逆也。

《金匮要略》肺胀，咳而上气，烦躁而喘，脉浮者，心下有水，小青龙加石膏汤主之。

热邪迫肺则喘，热邪扰心则烦躁。大家可以体会，内热的时候往往脾气大、暴躁，比如张飞体质，都属于心烦易怒型，心肝火旺。因此上述两条，通过烦躁症状，判断属于里热，都需要加入生石膏清热，这就是大青龙汤和小青龙加石膏汤见到"烦躁"用石膏的原因。

阳明之为病，胃家实是也。不更衣，内实，大便难者，此名阳明也。大便难是阳明病的标志性症状。以大便难为主症的阳明病，归为阳明病里证。不伴有大便难的，以无形之热为主，即阳明经证，条文称之为阳明病外证，常见症状表现为：发热、恶热、不恶寒、汗出、口渴、汗出而喘、烦躁、舌红、脉大等，也是阳明病常见症状。上述症状越多，越能说明是阳明病。

第41节　阳明病错误发汗

　　《伤寒论》中有诸多条文涉及了错误的治疗，有些病证其实是错误治疗导致的变证、坏证。仲景把这些经验教训当作条文记录下来，提示我们要始终坚持辨证论治，先辨六经继辨方证，求得方证相应而治愈疾病。

　　203. 阳明病，本自汗出，医更重发汗，病已差，尚微烦不了了者，此必大便鞕故也。以亡津液，胃中干燥，故令大便鞕。当问其小便日几行，若本小便日三四行，今日再行，故知大便不久出。今为小便数少，以津液当还入胃中，故知不久必大便也。

　　阳明病，有汗出，不论是阳明病的汗出还是存在表证的汗出，重发汗都是错误的治疗，损伤人体的津液，津伤则肠道津液亦不足，导致大便鞕。

　　假若治疗后，病已瘥，基本上好了，但还有微烦的症状，这是为什么呢？仲景说是因为大便鞕。大便鞕是由于错误发汗伤了津液，亡津液，胃肠干燥，导致了大便鞕。通过大便鞕说明"尚微烦不了了"的原因是津液尚未恢复。

　　"利小便以实大便"也是一个治法。大便溏的时候，可以利小便，让水分从小便（小肠）走，大便（大肠）的水分就会减少，达到治疗便溏、泄泻的目的。利小便以实大便，指出了大肠、小肠在津液代谢中存在竞争性关系。大便鞭的情况下，通过减少小便（小肠）的津液，相应的增加大便（大肠）的水分，可以达到治疗大便鞭的目的。

小便利，大便就鞭。本条通过问患者小便的情况。平常小便一天三四次，今日再行，即今日小便两次，再是二次的意思，小便次数较前减少，水分去哪儿了？不走小便（小肠）就走大便（大肠），大便鞭就会变得不鞭，从而排便。大便得下，腑气通畅，遗留的微烦不了了的症状就解决了。

人体有自我调节、自愈机能，假若机体通过调节二便的代谢，恢复了正常小便、大便状态，就处于自和了。如第58条"凡病若发汗、若吐、若下、若亡血、亡津液、阴阳自和者，必自愈"。

若机体不能自和，本条的大便鞭，是否可以用生白术、茯苓来治疗？

生白术、茯苓祛饮，适用于痰饮水湿证。本条的大便鞭是肠道津液不足的原因，在于前面错误的发汗导致的津液不足。此时人体整体是津液不足的状态，不能用白术、茯苓更利小便、更伤津液。

用蜜煎导方治疗是比较合适的思路，或者用火麻仁润肠。本条只是单纯的肠道津液不足，没有明显里热，不是腑实证，不能用大黄，用濡润的蜜煎导方的治法即可。

通过本条，我们得出以下结论：

（1）错误的发汗（重发汗），更伤津液。

（2）津液不足，肠道津液不足，胃中干燥，大便鞭。

（3）通过判断小便的情况，了解体内津液的分布。津液回归肠道，大便自然不干燥了。

（4）小便量多，则大便鞭。如"利小便以实大便"的治法，再如第105条"若小便利者，大便当鞭"，第251条的"须小便利，屎定鞭，乃可攻之，宜大承气汤"，也是通过判断小便前后量的变化，通过观察小便较前增多，达到确定大便已鞭的诊断目的。

211. 发汗多，若重发汗者，亡其阳。谵语，脉短者死，脉自和者不死。

津液为阳气的载体，伤津液就是伤阳气，所以说发汗过多不仅伤津液，更伤阳气。故条文曰：发汗多，若重发汗者，亡其阳。

热邪扰心则谵语，脉短为虚，津虚而热盛，古代缺少输液等容量支持治疗方法，遇到热重津伤，治疗难度大，故曰脉短者死。但随着现代医学的进步，目前已并非死证。

脉自和，脉从容和缓，说明热不重、津液不虚，故曰脉自和者不死。

210. 夫实则谵语，虚则郑声。郑声者，重语也。直视谵语，喘满者死，下利者亦死。

谵语、郑声都是神志异常的表现，也分虚实。实则谵语，虚则郑声。谵语的精神状态是亢奋的、躁狂的，从望诊上属阳。郑声，重语也，自言自语，精神状态是沉衰的、不足的，属于阴证。不难鉴别。

直视、谵语，神志异常，再结合喘满，说明里热充盛，已经呼吸喘促，类似高热、神昏、呼吸困难，治疗难度大，故曰死。下利者，热邪迫肠而下利，同时更伤津液，上实下虚，故曰下利者亦死。

218. 伤寒四五日，脉沉而喘满，沉为在里，而反发其汗，津液越出，大便为难，表虚里实，久则谵语。

伤寒脉浮，此处脉沉，说明入里，喘满为里证阳明病的喘满，病已不在表。不在表就不能解表发汗，反发其汗是错误的，津液随着汗出而丢失，津伤则肠道津液不足不能濡润，导致大便难、大便干燥。

热与糟粕相结，热邪更无出路，日久则热盛而谵语。本条也说明了错误的发汗、伤津液，导致大便难、谵语。

110. 太阳病，二日反躁，凡熨其背，而大汗出，大热入胃，胃中水竭，躁烦必发谵语。十余日振栗自下利者，此为欲解也。故其汗从腰以下不得汗，欲小便不得，反呕，欲失溲，足下恶风，大便鞕，小便当数，而反不数，及不多，大便已，头卓然而痛，其人足心必热，谷气下流故也。

太阳病本无躁烦的症状。烦躁是阳明病里热的一个标志性症状，热邪扰心则烦躁。如大青龙汤证就是在麻黄汤证基础上见到"烦躁"一症。

小青龙加石膏汤证也有烦躁。二日反躁，出现了阳明病，是太阳阳明合病。如第4条"若躁烦，脉数急者，为传也"。

4. 伤寒一日，太阳受之，脉若静者，为不传。颇欲吐，若躁烦，脉数急者，为传也。

38. 太阳中风，脉浮紧，发热恶寒，身疼痛，不汗出而烦躁者，大青龙汤主之。若脉微弱，汗出恶风者，不可服之。服之则厥逆，筋惕肉𥆧，此为逆也。

《金匮要略》肺胀，咳而上气，烦躁而喘，脉浮者，心下有水，小青龙加石膏汤主之。

熨其背，古人拿烧热的物品来热熨后背，让人体温热而达到汗出。和烧针令其汗等方法一样，属于火攻，都能导致大汗出，伤津液。

本来就有里热，再加上熨其背的热性治法，导致大热入胃，耗伤津气，胃中水竭，热邪扰心，从而躁烦、谵语。

津液不足，无作汗之源，从而腰以下不得汗，小便无源泉，出现了欲小便不得。大汗伤津伤气，也伤了胃气，出现了呕，类似竹叶石膏汤"气逆欲吐"。

397. 伤寒解后，虚羸少气，气逆欲吐，竹叶石膏汤主之。

津液为阳气之载体，津液伤则阳气也伤，阳气有温煦、固护功能，阳气不足，小便失禁（欲失溲），阳气不足不能灌注四末，则足下恶风。

大便鞭，小便当数，而反不数，及不多。大便已，头卓然而痛，其人足心必热，谷气下流故也。

小便利则大便鞭，如第105条"若小便利者，大便当鞭"。大便鞭，理论上小便当数，但本条因为汗出津伤导致的大便鞭，小便量少，小便不利，故曰大便鞭。小便当数，但津液虚，反而小便不数，小便量少，欲小便不得。

假若此时，或机体自愈机能良好，或经妥善治疗，十余日左右，津液恢复，正邪交争，出现了振栗，类似战汗的病机，肠道津液得到恢复，小便增多，大便鞭得到改善。振栗、自下利，是邪去正复的标志。

津液化生于谷，也被称为谷气。津液（谷气）往下敷布于肠，大便得下，津液敷布于足，则足下恶风症状消失，其人足心必热。津液往下敷布，头部津液一时不足，则头卓然而痛。随着津液自和，头痛症状能够得到缓解。

现代的火疗、热疗，类似熨其背的方法。虽然能够发汗，因为能发大汗，不仅邪不去，同时容易伤津液，故不是表证的恰当治法。

本条给我们展现的是一个错误治疗，导致阳明病津伤，后津液恢复、疾病自愈的过程。"十余日振栗自下利者，此为欲解也"，是一个倒装句。为便于理解，本条可调整为：

太阳病，二日反躁，凡熨其背，而大汗出，大热入胃，胃中水竭，躁烦必发谵语。故其汗从腰以下不得汗，欲小便不得，反呕，欲失溲，足下恶风，大便鞭，小便当数，而反不数，及不多。十余日振栗自下利者，此为欲解也。大便已，头卓然而痛，其人足心必热，谷气下流故也。

可补充为：

太阳病，（本不应该燥），二日反躁，（出现了阳明病的症状，说明已是太阳阳明合病），凡熨其背，（火攻发汗解表是错误的），而大汗出，大热入胃，（传变为阳明病），胃中水竭，（亡失津液），（热重津伤导致）躁烦必发谵语。

（津液不足）故其汗从腰以下不得汗，（小便无源则）欲小便不得，（伤了津气、胃气）反呕，（津伤阳气也伤，阳气不能固摄则）欲失溲，（阳气虚则）足下恶风，（肠道津液不足则）大便鞕，（大便鞕的时候应该是）小便当数，（但津液不足，所以小便）而反不数，及不多。

（若经妥善治疗）十余日（正气、津液得到恢复，类似战汗的病机，出现了）振栗、（肠道津液恢复则）自下利者，（标志着）此为欲解也。（肠道津液恢复，大便得下）大便已。（一时的津液往下敷布，头部一时缺少津液濡养，故）头卓然而痛，（足得到津液濡养）其人足心必热，（原先是足下恶风），谷气（津液）下流（往人体下半部敷布）故也。（随着津液恢复，阴阳自和，疾病痊愈。）

上述条文，都是阳明病错误发汗的具体临床案例。再结合第179条、第181条，发现各种错误的治疗，如发汗、下、利小便等，导致亡失津液，胃中干燥，大便难，传变成了阳明病。在阳明病的基础上，若更发汗，更伤津液，加重里热，病情加重，谵语，甚至不治。

179. 问曰：病有太阳阳明，有正阳阳明，有少阳阳明，何谓也？答曰：太阳阳明者，脾约是也；正阳阳明者，胃家实是也；少阳阳明者，发汗利小便已，胃中燥烦实，大便难是也。

181. 问曰：何缘得阳明病？答曰：太阳病，若发汗，若下，若利小便，此亡津液，胃中干燥，因转属阳明。不更衣，内实，大便难者，此名阳明也。

第42节　温病与风温

本条论述的温病、风温。不是后世温病学的温病、风温。

6. 太阳病，发热而渴，不恶寒者，为温病。若发汗已，身灼热者，名风温。风温为病，脉阴阳俱浮，自汗出，身重，多眠睡，鼻息必鼾，语言难出。若被下者，小便不利，直视失溲，若被火者，微发黄色，剧则如惊痫，时瘛疭，若火熏之。一逆尚引日，再逆促命期。

发热而渴，不恶寒者，也就是发热、不恶寒、口渴，虽然冠名为太阳病，实际上已经不是太阳病，而是里热证的阳明病。因为太阳病，应该发热、恶寒、不渴。仲景称之为温病，说明温病和阳明病高度重叠。

表证才能解表发汗。温病的症状是发热而渴、不恶寒，属于阳明病范畴，不应发汗。假若发汗，麻黄、桂枝辛温，风火相煽，伤津耗液的同时也会加重里热，出现了身灼热者，仲景称之为风温。

风温为病，脉阴阳俱浮、自汗出，此处脉浮不是表证，而是里热充盛、气血浮动的表现，属热证，如第154条大黄黄连泻心汤的"其脉关上浮者"。

身重，多眠睡，鼻息必鼾，语言难出。

阳证的时候身体轻快，所以阳亢典型者有登高而歌、打人毁物的情况。而阴证的时候往往身体沉重、身重懒言。

此处的身重，不是阴证的身重，而是温病经过错误发汗，耗伤津液，

第42节　温病与风温

173

加上自汗出、津液更伤，气阴不足而身重、多眠睡、鼻息必鼾、语言难出。

多眠睡、语言难出并非谵语神昏，而是里热耗伤津气，津气不足，不能供应机体所需的表现，鼻息必鼾是呼吸粗重，也是热邪上迫所致。

若被下者，小便不利，直视失溲，若被火者，微发黄色，剧则如惊痫，时瘛疭，若火熏之。一逆尚引日，再逆促命期。

虽属于阳明病，若不进一步辨是阳明经证还是阳明腑证，盲目给予下法，也是不对的。此处没有大便难，是阳明经证。

前面发汗已伤津液，若被下，更伤津液，后果严重。津液不足则小便无源泉，出现了小便不利，小便难或小便少。

津液不足不能濡养于目则直视，津液为阳气之载体，津液伤则阳气也伤，阳气不能固摄小便而失溲。直视、失溲也可看作神志陷入昏迷的表现，属于失神。

被火者，再次给予火攻的办法，火上浇油，津液更伤，肌肤微发黄色，都是人体气阴耗伤、无营养的表现，脏腑、神明、筋脉失去濡养，再加上里热扰心，神明不安，从而剧则如惊痫，时瘛疭。若火熏之，也是火攻的办法，一错再错，最终促命期，导致死亡。

本条属于热病、温病，应当清解里热，适当辅助以益气生津。病不在表，不能发汗。发汗、被下、被火、火熏，都是各种错误的发汗方法，一方面伤津，一方面加重里热，最终形成热盛而津气两伤，病情危重，甚至死亡。

本条也强调了热病、热证时存津液、护阳气的治疗理念。

通过条文，我们可以得出以下结论：

（1）阳明病初起可伴有恶寒、不发热等表证症状，如第183条的"病有得之一日，不发热而恶寒者"。因为阳明病为里实热的缘故，表证的恶寒很快解除，治疗上需要辛凉解表，不能单纯解表发汗，因此吴鞠通在温病初起用桂枝汤是不对的。如果外感表证阶段，没有阳明里热的表现，仍然从太阳病解表论治即可。

（2）阳明病是里实热证，常见症状是：发热、汗出、不恶寒、反恶热、口渴喜饮、烦躁、脉大，往往伴有二便异常，如大便难、小便黄赤。仲景曰"小便清者，知不在里"，可以看出阳明病的时候往往小便不清，也就是小便黄赤。

热证的脉表现为脉大数而有力，舌象表现为舌红苔黄燥（干）。太阳病是表证，并不在里，故二便正常。虽有发热，但无热邪，脉象、舌象也没有热的表现，所以是发热、恶寒、身疼痛、无口渴、脉浮紧、舌淡苔薄润。

表 10 为太阳病、阳明病鉴别点。

表 10　太阳病、阳明病发热鉴别点

太阳病	发热	恶寒	身疼痛	不汗出	无口渴	—	无二便异常	脉浮紧	舌淡苔薄润
阳明病	发热	不恶寒，反恶热	—	汗出	口渴	烦躁	有二便异常，如大便难、尿黄赤	脉大数而有力	舌红苔黄燥干

（3）治疗原则：不论是《伤寒论》所提到的温病、风温，还是阳明病，本质上都是里实热证，不能发汗。

里热伤津耗气，治疗的时候一方面清热，一方面还要注意救津液。

仲景在里热（无形之热）而津气耗伤不著时用白虎汤，津气不足明显加人参就成了白虎加人参汤，气阴耗伤更甚，再加麦冬，即竹叶石膏汤。后世的玉女煎、加减玉女煎，也是类似的治疗思路。

第43节 阳明病能食与鼻衄

方从法出、法随证立，治法、方药都是依据辨证来确定的，取得疗效的关键在于辨证准确，错误治疗的根源在于辨证错误。即使是庸医，开方用药的时候也都认为自己的辨证、治法、方药是对的。

比如对于阳明病，为何要给予错误的发汗？其实也是因为医者认为这是一个表证。如果能够意识到这不是表证，而是里证，也不会给予发汗的。

190. 阳明病，若能食，名中风。不能食，名中寒。

需要注意，冠名为某某病的，并不一定是某某病。比如本条冠名为阳明病，并不一定是阳明病，只能说是胃肠消化系统的病证。

通过能食不能食，辨别是中风（热证）还是中寒（寒证），不是说阳明病又分阳明中风、阳明中寒。

一般来说，内热情况下，机体功能亢奋，热能消谷善饥，属于能食。有寒的情况下，机体功能沉衰不足，脾胃功能虚弱，不能食，当属于太阴病。

我们以张飞、林黛玉为例，张飞阳证、能食，林黛玉阴证、不能食。

226. 若胃中虚冷，不能食者，饮水则哕。

191. 阳明病，若中寒者，不能食，小便不利，手足濈然汗出，此欲作固瘕，必大便初鞕后溏。所以然者，以胃中冷，水谷不别故也。

194. 阳明病，**不能食**，攻其热必哕。所以然者，胃中虚冷故也。以其人本虚，攻其热必哕。

333. 伤寒脉迟六七日，而反与黄芩汤彻其热。脉迟为寒，今与黄芩汤，复除其热，腹中应冷，当不能食，今反能食，此名除中，必死。

273. 太阴之为病，腹满而吐，**食不下**，自利益甚，时腹自痛。若下之，必胸下结鞕。

上述条文的不能食、食不下，都属于太阴病。热能消谷善饥，所以能食常见阳明病。特殊情况下，如阳明腑实证的时候，因为胃中有燥屎五六枚，也有不能食。如：

215. 阳明病，谵语有潮热，**反不能食者**，胃中必有燥屎五六枚也。若能食者，但鞕耳，宜大承气汤下之。

227. 脉浮发热，口干鼻燥，能食者则衄。

脉浮、发热、口干、鼻燥、能食、鼻衄，都是阳明里热的表现。热迫血行，可见鼻衄。有诸内必形诸外，我们是通过外在的各种症状，反推出来是里热证。

热能消谷善饥而能食，第202条也提及鼻衄。能食、鼻衄，也都是常见的阳明里热表现。

本条的脉浮，不是表证，而是里热浮越所致，如大黄黄连泻心汤的"脉关上浮"、小陷胸汤的"脉浮滑"、白虎汤的"伤寒脉浮滑"。

治疗上可考虑大黄黄连泻心汤，合入生地黄、麦冬。

154. 心下痞，按之濡，其脉关上浮者，大黄黄连泻心汤主之。

138. 小结胸病，正在心下，按之则痛，脉浮滑者，小陷胸汤主之。

176. 伤寒脉浮滑，此以表有热，里有寒，白虎汤主之。

202. 阳明病，口燥，但欲漱水不欲咽者，此必衄。

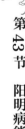

阳明病为里热证，有口干口燥，热伤津液则应当渴喜冷饮，如白虎汤加人参汤的口大渴。但本条的口燥但欲漱水，不欲咽者，事出反常必有因。

临床上口燥不欲饮水，常见原因有：

（1）有热但热不重，尚未到口渴饮水的程度。

（2）如水饮证的五苓散证，虽有口渴（消渴），但渴不多饮，甚至不欲饮水。

（3）在温病的卫气营血辨证来看，气分热盛而口渴喜饮，营分热盛蒸腾营阴上潮于口，反不甚渴饮。热在营分、血分，营血通于心，热扰心神，抑制大脑反射，虽有里热津伤，但并无明显口渴，类似口燥但欲漱水，不欲咽者。

（4）阴证，阳虚的时候，虽然有口燥，却饮水不多或喜热饮。

条文曰：口燥但欲漱水，不欲咽者，此必衄。里热迫血则鼻衄。说明本条当属于里热证。故从条文来看，本条当有以下可能：

（1）如果确实辨证属于阳明病，表现为口燥，鼻衄，但不欲咽，说明热伤津的程度不重，可不用人参益气生津，直接白虎汤清热即可。

（2）有表证未解的情况。如麻黄汤证的鼻衄，阳气郁遏所致，但并无里热，故口燥但欲漱水，不欲咽。

（3）结合口燥、鼻衄、但欲漱水，不欲咽，也有属于温病热入营血的可能，热较一般阳明病更重，给予白虎汤加入生地黄、牡丹皮、赤芍等，或用后世温病的清营汤。

第 44 节　阳明病的不可攻之

阳明病属于里阳证，具体分为吐、下、清三法。仲景通过条文提示，即使见到一些下法指征，也要认真辨别是否可攻、可下。

呕，不可攻之

呕常见于半表半里，如小柴胡汤方证，故多个条文中以"不呕"作为排除半表半里的标准，如桂枝附子汤、干姜附子汤的"不呕"。

174. 伤寒八九日，风湿相搏，身体疼烦，不能自转侧，**不呕**，不渴，脉浮虚而涩者，桂枝附子汤主之。

61. 下之后，复发汗，昼日烦躁不得眠，夜而安静，**不呕**，不渴，无表证，脉沉微，身无大热者，干姜附子汤主之。

204. 伤寒呕多，虽有阳明证，不可攻之。

伤寒，可能存在表证未解，呕多属半表半里，虽有阳明证，说明目前可能是三阳合病或少阳阳明合病。不是单纯的阳明病，因为表证、半表半里证不可下，因此本条强调不可攻之，不能单纯攻下，否则容易导致表邪或半表半里邪气入里。治疗上可从小柴胡汤加减论治。

如果没有表证，只是少阳阳明合病，如大柴胡汤证，也存在呕多（呕不止），和解半表半里与攻下同时治疗，也不能单纯攻下。

103. 太阳病，过经十余日，反二三下之，后四五日，柴胡证仍在者，

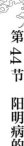

先与小柴胡。呕不止，心下急，郁郁微烦者，为未解也，与大柴胡汤，下之则愈。

本条强调的是，即使有阳明病的攻下指征，但由于呕的存在，说明不是单纯的阳明病，不可攻下，怎么办？

可以先表（半表半里）后里，如先小柴胡汤以解外，后以柴胡加芒硝汤治里。或表（半表半里）里双解，如大柴胡汤。

104. 伤寒十三日不解，胸胁满而呕，日晡所发潮热，已而微利，此本柴胡证，下之以不得利，今反利者，知医以丸药下之，此非其治也。潮热者，实也，**先宜服小柴胡汤以解外，后以柴胡加芒硝汤主之。**

376. 呕家有痈脓者，不可治呕，脓尽自愈。

本条是痈脓导致的呕，呕是标，痈脓是本，治病必求其本，故曰脓尽自愈。

临床上要辨证论治，不是辨症状论治。呕吐也好，发热也好，下利也好，便秘也好，都只是一个症状，是标，临床上见呕不能单纯止呕，见热不能单纯清热、退热，见利不能单纯止利，见到便秘不能单纯通便。

要找到病因去治疗，要辨证论治，辨证就是在找病因，证就是病因。

心下鞕满，不可攻之

心下鞕满，有实证的时候，也有虚证的时候。属于里实证的心下鞕满条文如下：

134. 太阳病，脉浮而动数，浮则为风，数则为热，动则为痛，数则为虚。头痛发热，微盗汗出，而反恶寒者，表未解也。医反下之，动数变迟，膈内拒痛，胃中空虚，客气动膈，短气躁烦，心中懊憹，阳气内陷，**心下因鞕**，则为结胸，大陷胸汤主之。若不结胸，但头汗出，余处无汗，剂颈而还，小便不利，身必发黄，大陷胸汤。

135. 伤寒六七日，结胸热实，脉沉而紧，**心下痛，按之石鞕者**，大陷胸汤主之。

137. 太阳病，重发汗而复下之，不大便五六日，舌上燥而渴，日晡所小有潮热，**从心下至少腹鞭满，而痛不可近者**，大陷胸汤主之。

149. 伤寒五六日，呕而发热者，柴胡汤证具，而以他药下之，柴胡证仍在者，复与柴胡汤。此虽已下之，不为逆，必蒸蒸而振，却发热汗出而解。**若心下满而鞭痛者**，此为结胸也，大陷胸汤主之。但满而不痛者，此为痞，柴胡不中与之，宜半夏泻心汤。

138. 小结胸病，**正在心下，按之则痛**，脉浮滑者，小陷胸汤主之。

152. 太阳中风，下利呕逆，表解者，乃可攻之。其人漐漐汗出，发作有时，头痛，**心下痞鞭满，引胁下痛**，干呕短气，汗出不恶寒者，此表解里未和也。十枣汤主之。

251. 得病二三日，脉弱，无太阳柴胡证，烦躁，**心下鞭**，至四五日，虽能食，以小承气汤，少少与，微和之，令小安。至六日，与承气汤一升。若不大便六七日，小便少者，虽不受食，但初头鞭，后必溏，未定成鞭，攻之必溏；须小便利，屎定鞭，乃可攻之，宜大承气汤。

321. 少阴病，自利清水，色纯青，**心下必痛**，口干燥者，可下之，宜大承气汤。

《金匮要略》**按之心下满痛者**，此为实也，当下之，宜大柴胡汤。

属于虚性的、不可下之的心下鞭满（心下痞、心下逆满、心下满），条文如下：

《金匮要略·呕吐哕下利病脉证治第十七》：呕而肠鸣，**心下痞者**，半夏泻心汤主之。

157. 伤寒，汗出解之后，胃中不和，**心下痞鞭**，干噫食臭，胁下有水气，腹中雷鸣下利者，生姜泻心汤主之。

158. 伤寒中风，医反下之，其人下利日数十行，谷不化，腹中雷鸣，**心下痞鞭而满**，干呕心烦不得安，医见心下痞，谓病不尽，复下之，其痞益甚，此非结热，但以胃中虚，客气上逆，故使鞭也，甘草泻心汤主之。

163. 太阳病，外证未除，而数下之，遂协热而利，利下不止，**心下痞鞭**，表里不解者，桂枝人参汤主之。

161. 伤寒发汗，若吐若下，解后**心下痞鞭**，噫气不除者，旋覆代赭汤主之。

67. 伤寒若吐、若下后，**心下逆满**，气上冲胸，起则头眩，脉沉紧，发汗则动经，身为振振摇者，茯苓桂枝白术甘草汤主之。

28. 服桂枝汤，或下之，仍头项强痛，翕翕发热，无汗，**心下满**，**微痛**，小便不利者，桂枝去桂加茯苓白术汤主之。

156. 本以下之，**故心下痞**，与泻心汤。**痞不解**，其人渴而口燥烦，小便不利者，五苓散主之。

大黄黄连泻心汤、瓜蒂散、栀子豉汤也有类似心下痞鞭的症状，虽然属于阳明病范畴，但无热实，也不能攻下。

154. **心下痞，按之濡**，其脉关上浮者，大黄黄连泻心汤主之。

355. 病人手足厥冷，脉乍紧者，邪结在胸中，**心下满而烦**，饥不能食者，病在胸中，当须吐之，宜瓜蒂散。

375. 下利后更烦，**按之心下濡者**，为虚烦也，宜栀子豉汤。

实证的心下鞭满，如大陷胸汤证、小陷胸汤证、大承气汤证、大柴胡汤证、十枣汤证等。虚证的心下鞭满，如半夏泻心汤、甘草泻心汤、生姜泻心汤的主症都是心下痞、心下痞鞭、心下痞鞭而满，再如桂枝人参汤的心下痞鞭、旋覆代赭汤的心下痞鞭，都属于虚性的鞭、痞满，所以都离不开人参。

因此胡希恕先生认为，心下满的时候，往往多虚证，如痞证多用人参，就说明有虚的因素。

205. 阳明病，心下鞕满者，不可攻之。攻之利遂不止者死，利止者愈。

心下鞕满，也就是自觉胃脘部胀满、鞕满，需要结合腹诊，即按之疼痛者为实，可下之，按之不痛者为虚，不可下之。因此遇到心下鞕满，需要辨别虚实。

本条强调，心下鞕满者，不可攻之。攻之利遂不止者死，利止者愈。说明不是一个实证，此处的心下痞鞕，属于虚证。

哪里虚，邪气就往哪里凑，即邪之所凑，其气必虚。因为虚，所以邪气（如热邪、水饮）凑之，结于心下，形成心下鞕满，必然是按之不痛。就像甘草泻心汤说的"但以胃中虚，客气上逆，故使鞕也"。

吴又可在《温疫论》中提出"邪行如水，惟洼者受之"，都是一个意思。

虚证的心下痞，不可攻之，下之更虚其里而利不止，利不止则伤津液、伤阳气，甚则阴阳离决而亡，若利止，则有恢复的机会，故曰"利遂不止者死，利止者愈"。

腹胀腹满需辨阴阳

中医治疗不是看症状，而是辨证论治。腹满、腹胀只能说明是里证、气机郁阻不通，需要进一步辨别阴阳，因为阳明病、太阴病皆可见到腹满腹胀。

208. 阳明病，脉迟，虽汗出不恶寒者，其身必重，短气，**腹满而喘**，有潮热者，此外欲解，可攻里也。手足濈然汗出者，此大便已鞕也，大承气汤主之。若汗多，微发热恶寒者，外未解也，其热不潮，未可与承气汤。**若腹大满不通者**，可与小承气汤，微和胃气，勿令至大泄下。大承气汤。

241. 大下后，六七日不大便，烦不解，**腹满痛者**，此有燥屎也。所

第44节　阳明病的不可攻之

以然者，本有宿食故也，宜大承气汤。

254. 发汗不解，**腹满痛者**，急下之，宜大承气汤。

255. **腹满不减**，减不足言，当下之，宜大承气汤。

322. 少阴病，六七日，**腹胀不大便者**，急下之，宜大承气汤。

249. 伤寒吐后，**腹胀满者**，与调胃承气汤。

381. 伤寒哕而**腹满**，视其前后，知何部不利，利之即愈。

79. 伤寒下后，心烦**腹满**，卧起不安者，栀子厚朴汤主之。

279. 本太阳病，医反下之，因尔**腹满**时痛者，属太阴也，桂枝加芍药汤主之。大实痛者，桂枝加大黄汤主之。

273. 太阴之为病，**腹满**而吐，食不下，自利益甚，时腹自痛。若下之，必胸下结鞕。

372. 下利**腹胀满**，身体疼痛者，先温其里，乃攻其表。温里宜四逆汤，攻表宜桂枝汤。

66. 发汗后，**腹胀满者**，厚朴生姜半夏甘草人参汤主之。

阳明腑实证的腹胀，是胃有燥屎、腑气不通所致，可根据腑实证的轻重选择大承气、小承气或调胃承气汤去治疗即可。治疗腹满的常用药物有大黄、厚朴、枳实等，所以栀子厚朴汤的腹满，用枳实、厚朴。

阴证腹满属于太阴病，多由于虚性胀满或水饮郁阻气机所致，可见于四逆汤、厚朴生姜半夏甘草人参汤、桂枝加芍药汤等证。

同理，见到任何一个症状，都要四诊合参，辨别属于阴证还是阳证。

第45节 阳明病相关条文

189. 阳明中风，口苦咽干，腹满微喘，发热恶寒，脉浮而紧，若下之，则腹满小便难也。

口苦、咽干、腹满、喘，属于阳明里热，发热恶寒、脉浮而紧，属于表证，应该是太阳阳明合病，有大青龙汤方证的可能。口苦可见于半表半里热证，也可见于里热证。

本条强调了表里合病的情况下，治疗上需要表里双解，不能单纯治里。

若下之，一方面引邪入里、表邪内陷，一方面下之伤津液、伤正气，虚其里，出现腹满、小便难。

类似的条文还有桃核承气汤，反复强调了太阳阳明合病情况下，表证未解，即使存在阳明里实证，也不可单纯下之，下之为逆。必须先解表，表解乃可攻之。

44. 太阳病，外证未解，不可下也，下之为逆，欲解外者，宜桂枝汤。

106. 太阳病不解，热结膀胱，其人如狂，血自下，下者愈。其外不解者，尚未可攻，当先解其外；外解已，但少腹急结者，乃可攻之，宜桃核承气汤。

201. 阳明病，脉浮而紧者，必潮热，发作有时，但浮者，必盗

汗出。

脉浮而紧者，即脉浮紧，同第189条，都属于表证，脉浮紧，应无汗，因为有汗出的情况下，脉不会浮紧。脉浮紧说明表证重，属于麻黄汤证。阳明病的基础上，见到脉浮紧，是太阳阳明合病，常见于大青龙汤方证。

阳明病，脉浮紧，表重而无汗，邪热无出路，热越来越重。潮热发作有时，潮热是大热，标志着阳明腑实证的出现，说明里实热重，也可以看作大青龙汤证入里传变为大承气汤证。

必潮热的"必"字，不是必须、一定的意思。如第32条葛根汤的必自下利，也并非是一定。

32. 太阳与阳明合病者，必自下利，葛根汤主之。

假若阳明病基础上，只是脉浮，脉不浮紧，说明表证相对轻，加上里热的逼迫，有汗出。汗出表现为盗汗，盗汗指的是睡觉时汗出，醒后自止。类似第268条的"目合则汗"，本条的盗汗属于里热逼迫津液外泄所致。

268. 三阳合病，脉浮大，上关上，但欲眠睡，目合则汗。

阳虚自汗、阴虚盗汗的说法都不是绝对的，临床仍然遵循辨证论治的原则。本条的盗汗出，主要在于阳明里热，需要清解阳明里热治疗，若脉浮表未解，则表里双解。

192. 阳明病，初欲食，小便反不利，大便自调，其人骨节疼，翕翕如有热状，奄然发狂，濈然汗出而解者，此水不胜谷气，与汗共并，脉紧则愈。

阳明病是里阳证，机体功能亢奋，常见能食、小便自利、大便鞕。但本条强调阳明病初起的时候，小便反不利、大便自调，反而小便量少、大便不鞕，说明阳明里热并不实，而且存在水饮（小便反不利）。

骨节疼、翕翕如有热状、脉紧，属于表证。骨节疼也有湿邪在表的可能。表证的发热是体表的热，翕翕发热，热势不张扬。如第 12 条桂枝汤的"啬啬恶寒，淅淅恶风，翕翕发热"。阳明里热的发热是蒸蒸发热、壮热、潮热、大热、伴有汗出等，属于里热，由里到外的热。

人体正气类似饮食所化精微之气和吸入的清气，本条以谷气代指人体正气。人体正气来复，正能胜邪，水不胜谷气，即正气祛邪（水湿）以汗出形式外出，与汗共并，从而奄然发狂，濈然汗出而解，水饮通过汗出的形式由表而解。

奄然发狂，濈然汗出而解者，属于战汗范畴。正邪斗争贯穿于疾病的始终，正虚不能祛邪，导致病邪留恋不解而病程长，若机体自我调整或经妥善治疗，正气恢复，正气奋起祛邪，就会表现为战汗的形式，即瞑眩状态。因此战汗往往见于久病、正虚的情况。

脉紧则愈，紧属于有力的脉象，一方面说明表重，一方面说明正气不虚，正气来复。本条描述的是正气来复，正气（谷气）胜邪气，战汗而解的情况。临床中要重视谷气（类似胃气），注重扶正，因为只有正气足才能祛邪，因此对于三阳证，正气不虚，重在汗吐下三法祛邪，对于三阴证，正气不足，重在扶正，扶正以祛邪。

196. 阳明病，法多汗，反无汗，其身如虫行皮中状者，此以久虚故也。

阳明病里热，逼迫津液外泄，本应多汗。反无汗的原因在于津气不足，无作汗之源。津气不足不能濡养肌肤，而出现了其身如虫行皮中状的症状。

治疗的时候需要合入益气生津的治法，可仿竹叶石膏汤的思路，用人参、麦冬、甘草、大枣等。如果是以其不能得小汗出，身必痒，类似其身如虫行皮中状者，属于表证未解，从汗法论治。

197. 阳明病，反无汗，而小便利，二三日呕而咳，手足厥者，必苦

头痛。若不咳不呕，手足不厥者，头不痛。

阳明病反无汗，与第196条结合起来看，说明无作汗之源，津液不足，所以反无汗。同时小便利，津液通过小便进一步丢失不足，加重了津液不足的状态。

表证传入半表半里，是由于"血弱气尽、腠理开、邪气因入"，二三日的时候，因为津液不足，邪气由表传入半表半里，出现了呕、咳。

手足厥，结合本条的反无汗、小便利、呕、咳、头痛者，说明半表半里热郁明显，火性炎上，导致苦头痛。若不咳、不呕、手足不厥，说明热不明显，自然不会头痛。此时的手足厥类似四逆散的病机，一方面津液不足、不能荣养四末而四逆，一方面半表半里郁热、气机不通而四逆。

本条强调呕、咳、手足厥者、头痛的症状是一起出现的。如果不咳不呕，手足不厥，头也不会痛。本条的无汗、小便利、呕、咳、手足厥者、头痛，属于半表半里，上热伴有津伤，手足厥，陷入于阴证，归属于半表半里阴证的厥阴病，可考虑柴胡桂枝干姜汤方证。

厥者，手足逆冷者是也，属于阴阳气不相顺接。阴证、阳证皆可见到，如太阴病四逆汤证的手足厥，是阳气、津液虚衰不能灌注四末。少阳病四逆散证的手足厥，是阳郁不能通达所致。阳明病白虎汤证也可见手足厥。

337.凡厥者，阴阳气不相顺接，便为厥。厥者，手足逆冷者是也。

219.三阳合病，腹满身重，难以转侧，口不仁，面垢，谵语遗尿，发汗则谵语，下之则额上生汗，手足逆冷。若自汗出者，白虎汤主之。

318.少阴病，四逆，其人或咳或悸，或小便不利，或腹中痛，或泄利下重者，四逆散主之。

350.伤寒脉滑而厥者，里有热，白虎汤主之。

198.阳明病，但头眩不恶寒，故能食而咳，其人咽必痛。若不咳

者，咽不痛。

阳明病为里热证，可出现头眩、不恶寒、能食、咳嗽、咽痛。临床上头眩原因也可见于水饮上逆，如苓桂术甘汤的起则头眩、真武汤的头眩。

67. 伤寒若吐、若下后，心下逆满，气上冲胸，**起则头眩**，脉沉紧，发汗则动经，身为振振摇者，茯苓桂枝白术甘草汤主之。

82. 太阳病发汗，汗出不解，其人仍发热，心下悸，**头眩**，身𰁟动，振振欲擗地者，真武汤主之。

本条的头眩是热上冲所致，肺为娇脏，容易受到各种因素影响导致肺气宣发肃降失常而咳、喘。若不咳，说明热邪不犯肺。咽喉为肺胃的门户，热邪不迫肺，不出现咳嗽，自然不会出现咽痛。说明咳嗽、咽痛是伴随症状。

头眩（目眩）、咳嗽、咽痛（咽干）也可见于半表半里证。但半表半里证常见寒热往来、默默不欲饮食等，而本条强调"不恶寒、能食"，说明这不是半表半里证的热，而是里证的热。

第 46 节　阳明病的分类

　　阳明病为里阳证，阳证具体落实在热证、实证上，所以里阳证的阳明病，具体又分为里热证、里实证。太阳病分为太阳中风、太阳伤寒，即桂枝汤证、麻黄汤证。后世把阳明病分为阳明经证（阳明外证）、阳明腑证（阳明里证），其实就是里热证、里实证。

　　里热证，强调是里有热邪，但无实邪，即无形之热，如阳明经证的大热、大汗、大渴、脉洪大等，并无大便难等实邪。里实证，强调的是里有实邪，热与邪实狼狈为奸，形成了有形之热，如大便难的阳明腑实证、血不下的蓄血证、水热互结的陷胸证。

　　论中有"阳明外证"，但没有"阳明里证"一词，之所以提出阳明里证的概念，基于以下两点：

　　（1）论中明确提出阳明外证，与此对照，当有阳明里证。

　　（2）条文中多次提到"热结在里"一词。

　　基于以上两点，我们认为阳明病主要分为两大类型：阳明外证、阳明里证。即里热证、里实证。里热即无形之热，里实即里有实邪的有形之热。代表方分别是白虎汤、大承气汤。

　　阳明病分为里实证（阳明腑证、有形之热）和里热证（阳明经证、无形之热）（表 11），前者以邪实为主，有明显的胃肠道症状，如大便难、腹胀、腹痛等。后者为无形之热，有里热但无邪实，往往并无明显大便难或腹部症状。

表 11　阳明病的两大类型

阳明病	里热	以热为主	阳明外证	阳明经证	无形之热	清热	石膏	白虎汤
	里实（热）	以实为主	阳明里证	阳明腑证	有形之热	祛邪（攻下）	大黄	大承气汤

如何确诊阳明病？阳明病本质是里有热邪、里有实邪，其根本在于里热。热证是功能亢进的表现，所以胡希恕先生提出热证必然属于阳证，寒证必然属于阴证。无形之热也是热证，里热也是阳明病。胃肠道功能亢进，表现为机体代谢功能增快，容易饥饿，消谷善饥，即使无明显里热，无明显二便异常，也属于阳明病。

第47节　三阳病的发热病机各不相同

表阳证太阳病，有发热，但不是热证，不需要清热，发热是正邪交争于表，阳气、津液被表邪郁遏，欲汗不得汗所致，只需要辛温发汗解表，把郁遏的状态打破，体若燔炭，汗出而散。太阳病的恶寒，也可以理解为阳气郁遏、阳气不展而形成的恶寒，不是阳气虚。

半表半里阳证少阳病，是半表半里的郁热，表现为人体上半部孔窍为主，如口苦、咽干、目眩、胸胁苦满、心烦等，同时存在血弱气尽的病机，治法为和解半表半里，并不是单纯清热。

小柴胡汤的清热力量是不足的，柴胡重在疏解而不是清热，黄芩清热，配合人参、生姜、甘草、大枣的补益，构成了和解法。因此，小柴胡汤证基础上，热证明显的时候，认为合并有阳明，诊断为少阳阳明合病，需要加入生石膏增强清热，伴有便难，则加大黄。

里阳证阳明病，热证是机体功能亢进的表现，就像摩擦生热、钻木取火一样，邪实正也实，正邪交争剧烈，形成了机体功能亢进的热，这个热是多余的，同时阳气不虚，所以不伴有恶寒，反恶热。阳明病的热是热证，治以清热祛邪。

也可以这么说，需要清热的，就是阳明病。需要用汗法的，就是表证。需要和解的，就是半表半里证。如老百姓常说的上火，表现为口舌生疮、心烦易怒、痛疽疔疮等，需要清热，因此老百姓用金银花、菊花、栀子等清热解毒来治疗，就是阳明病。

阳明病的基础是里热，需要清热。在里热的基础上，伴见有邪实，如大便难、血不下，热与肠道糟粕相结、瘀热互结、水热互结，就形成了里实热证，属有形之热，用下法。

阳证基础上，若有二便异常等胃肠道症状或月经异常，可直接诊断。若无二便异常，只要属于里热的，需要清热的，皆属于阳明病范畴。所以阳明经证的症状，表现为发热不恶寒反恶热、汗出、口渴、心烦、小便黄、舌红苔干、脉洪大等。

除了上述症状外，还有一些临床也比较常见的症状，如能食、心烦、眠差、谵语、鼻衄、喘、汗出不恶寒等。

阳明病具体又分为阳明里热证、阳明里实证。

阳明里热，无形之热，并无邪实，治法为清法，以生石膏、芩连柏（黄芩、黄连、黄柏）、栀子为代表药物，代表方分别为白虎汤、大黄黄连泻心汤、栀子豉汤。

阳明里实，里实证实际上是里实热证。一方面正气实，一方面邪气也实，属有形邪气。有实邪的时候，邪不去则热不除，故曰扬汤止沸莫若釜底抽薪。

因此针对里实证的治法是祛邪，具体为吐法、下法。有形邪气在胃和胃以上，用吐法，代表方是瓜蒂散。有形邪气在肠，用下法，代表药是大黄，代表方是承气汤类方。

若有形邪气为瘀热，即阳明蓄血证，代表药依然是大黄，代表方是桃核承气汤、抵当汤、抵当丸。若有形邪气为水热互结的结胸证，代表药依然是大黄，代表方是大陷胸汤、大陷胸丸。

第 48 节　阳明病的治法及代表方药

阳明病可以归纳为三个治法，分别是吐、下、清。四个核心药物，分别是大黄、生石膏、芩连柏、栀子。因为黄芩、黄连、黄柏都属于苦寒清热的药物，性味近似，我们称之为芩连柏，当成一个药物来看待。

吐法：邪实在胃或胃以上，用吐法，瓜蒂散。

下法：里实热证，代表药是大黄。大黄代表方证又分为三种：

（1）阳明腑实证，大承气汤、小承气汤、调胃承气汤、麻子仁丸。蜜煎导方肠道津液不足，无里热，实际上归属于太阴病。

（2）阳明蓄血证，血不下，瘀血与热相结，用下法，桃核承气汤、抵当汤丸。

（3）水热互结的陷胸证，大陷胸汤、大陷胸丸。轻证痰热互结，小陷胸汤。

清法：无形之热，不伴有实邪，用清法，代表药有石膏、芩连柏（黄芩、黄连、黄柏）、栀子。

（1）生石膏代表方：白虎汤、白虎加人参汤、竹叶石膏汤。太阳阳明合病，有大青龙汤、麻杏甘石汤、越婢汤。少阳阳明合病，有小柴胡加生石膏汤。

（2）芩连柏代表方：大黄黄连泻心汤、附子泻心汤、白头翁汤、葛根芩连汤、黄芩汤、黄连阿胶汤、小陷胸汤。

（3）栀子代表方：栀子豉汤、栀子甘草豉汤、栀子生姜豉汤、枳实栀子豉汤、栀子厚朴汤、栀子干姜汤。

这样一来，阳明病的病机、治法、方药，基本概括全了（表12）。

表12 阳明病病机、治法、常见方证

治法	吐法	下法			清法		
		里实（里实热）			里热		
适应证	有形邪气在胃或胃以上	有形邪气在肠（腑实证）	蓄血证（瘀热）	结胸（水热互结）	无形之热		
代表药	瓜蒂	大黄	大黄、桃仁	大黄、甘遂	生石膏	芩连柏	栀子
代表方	瓜蒂散	大承气汤 小承气汤 调胃承气汤 麻子仁丸 蜜煎导方	桃核承气汤 抵当汤 抵当丸	大陷胸汤 大陷胸丸 小陷胸汤	白虎汤 白虎加人参汤 竹叶石膏汤 麦门冬汤	大黄黄连泻心汤 附子泻心汤 白头翁汤 葛根芩连汤 黄芩汤 黄连阿胶汤	栀子豉汤 栀子甘草豉汤 栀子生姜豉汤 栀子厚朴汤 枳实栀子豉汤 栀子大黄汤 栀子干姜汤

第48节 阳明病的治法及代表方药

第 49 节　阳明病还要关注五个症状

在阳明病篇，仲景还强调了五个症状（表 13）。

第一个是下利，有三个方证，葛根芩连汤、白头翁汤、黄芩汤。前面也讲过葛根芩连汤和白头翁汤的鉴别，阳明病下利伴表不解，用葛根芩连汤。单纯阳明病下利，用白头翁汤。热轻且伴有津伤腹痛，用黄芩汤。

第二个是发黄，也就是黄疸。多为瘀热在里。治法为通利二便，给邪以出路。多用大黄、茵陈、栀子等。有三个方证，茵陈蒿汤、麻黄连轺赤小豆汤、栀子檗皮汤。伴有二便不利，以大黄为主，用茵陈蒿汤。表不解，用麻黄连轺赤小豆汤。热轻、无明显表证、无明显大便难，用栀子檗皮汤。

第三个是结胸。大陷胸汤、大陷胸丸、小陷胸汤。攻逐水热力量最大为大陷胸汤，缓之用大陷胸丸。痰热互结于心下用小陷胸汤。

第四个是咽痛。寒热、虚实皆可导致。《伤寒论》中咽痛方证有五个，属于阳明病的是甘草汤、桔梗汤、猪肤汤。热轻用甘草汤，再重用桔梗汤，当然临床上热重的时候常用小柴胡加桔梗、生石膏汤。猪肤汤属于阴虚燥热，麦门冬汤属于津气两伤。苦酒汤、半夏散及汤属于阴证的咽痛，苦酒汤属寒热错杂，半夏散及汤属阴证且表不解。

第五个是心烦不寐。实热以芩连为核心，如大黄黄连泻心汤、黄连阿胶汤。虚烦考虑栀子豉汤类方。

表 13　阳明病常见症状归纳表

症状	下利	发黄	结胸	咽痛	心烦不寐
病机	热利	瘀热在里	水（痰）热互结	里热	热邪扰心
代表药	芩连柏	大黄、茵陈、栀子	大黄、甘遂	甘草、桔梗	黄连、栀子
代表方	白头翁汤 黄芩汤 葛根芩连汤	茵陈蒿汤 麻黄连轺赤小豆汤 栀子檗皮汤	大陷胸汤 大陷胸丸 小陷胸汤	甘草汤 桔梗汤 苦酒汤 半夏散及汤 猪肤汤 麦门冬汤	大黄黄连泻心汤 黄连阿胶汤 栀子豉汤

第49节　阳明病还要关注五个症状

第 50 节　表里合病的治疗原则

阳明病又可分为太阳阳明、正阳阳明、少阳阳明。

太阳阳明，即太阳阳明合病或并病，治法为先表后里或表里双解。表里双解代表方为大青龙汤、麻杏甘石汤。越婢汤、桂枝二越婢一汤、麻杏苡甘汤、葛根芩连汤，也归属于太阳阳明范畴。

正阳阳明，即单纯的阳明病，又分为无形之热、有形之热，即里热证、里实热证，治法为清法或下法，前者代表方为白虎汤，后者代表方为承气汤。邪实在胃的，用吐法，代表方为瓜蒂散。

少阳阳明，即少阳阳明合病或并病，治法为和解半表半里兼以清热或攻下，代表方分别为小柴胡加生石膏汤、大柴胡汤。

临床当中疾病往往都是复杂的，所以单纯的太阳病、阳明病等相对少见，更多的是表里合病的二经同病、甚至多经合病或并病。遇到表里合病的情况下，怎么办？

首先辨阴阳。察色按脉先别阴阳，看患者是阴证还是阳证，直接决定了下一步的治疗方向。

（1）阳证的表里合病，如太阳阳明合病，表不解，不能单纯治里，不能单纯清热或攻下。治法是先表后里或表里双解，表里双解常用方有大青龙汤、麻杏甘石汤、葛根芩连汤等。表不解的情况下，绝对不能单纯治疗阳明病。

（2）阴证的表里合病。如少阴太阴合病。里证急迫则舍表救里，如见到下利清谷，属于里证急迫，类似休克患者的外感，要舍表救里。如第91条、第372条的先用四逆汤救里，再用桂枝汤解外。里证不急迫则表里双解，如白通汤、桂枝人参汤、真武汤，都是阴证的表里双解。

（3）外邪里饮的太阳太阴合病。因为有里饮，所以称之为太阴。痰饮水湿属于阴证范畴，但本身正气尚不虚，不需要加附子振奋机能，表证仍曰太阳，不是少阴，所以称之为太阳太阴合病的外邪里饮，如小青龙汤方证。

不解表则水饮不去，不化饮则表证不解，反而容易激动水饮，变证百出。因此外邪里饮证，治法是表里双解。如果阳虚，再加附子。如果化热，亦可加入生石膏等。

表里合病，要先辨阴阳。

阳证，正气不虚，不需要担心正气的问题，祛邪为主，所以强调先表后里或表里双解，强调下不厌迟。

阴证，机体功能沉衰、正气不足，多有内伤，因此外感后，单纯的表阴证相对少见，多是表里合病，需要扶正祛邪。

若里阴证不急迫，津液、阳气尚可，则表里双解。若里证急迫，如出现下利清谷、脉微欲绝、手足厥逆的时候，类似休克状态，津液、阳气虚衰明显，发汗就会再伤津液，雪上加霜，所以治法是舍表救里，先保命再治病，侧重于扶正。

形象的描述为休克患者的表证，不能解表，需要先救命再治病，舍表救里。如第91条、第372条所述。

91.伤寒，医下之，续得下利，清谷不止，身疼痛者，急当救里；后身疼痛，清便自调者，急当救表。救里宜四逆汤，救表宜桂枝汤。

372.下利腹胀满，身体疼痛者，先温其里，乃攻其表。温里宜四逆汤，攻表宜桂枝汤。

第51节 阳明病治疗的注意事项

正如太阳病篇，仲景反复强调，不能盲目、错误地发汗。在阳明病篇，仲景也不厌其烦地强调，不能盲目、错误地下之。所以最大的注意事项就是辨证论治，有阳明病才能从阳明病论治。

还要根据是无形之热还是有形之热，进一步决定用清法还是下法。不是适应证，就是禁忌证。不是阳明病，就不能从阳明病论治。

（1）阳明病，表不解，不能单纯清热或攻下。

170.伤寒脉浮，发热无汗，**其表不解，不可与白虎汤**。渴欲饮水，无表证者，白虎加人参汤主之。

164.伤寒大下后，复发汗，心下痞，恶寒者，表未解也。**不可攻痞，当先解表，表解乃可攻痞**。解表宜桂枝汤，攻痞宜大黄黄连泻心汤。

189.阳明中风，口苦咽干，腹满微喘，发热恶寒，脉浮而紧，**若下之，则腹满、小便难也**。

44.太阳病，**外证未解，不可下也，下之为逆**，欲解外者，宜桂枝汤。

106.太阳病不解，热结膀胱，其人如狂，血自下，下者愈。**其外不解者，尚未可攻，当先解其外**；外解已，但少腹急结者，乃可攻之，宜桃核承气汤。

217.汗出谵语者，以有燥屎在胃中，此为风也。须下者，过经乃可下之。下之若早，语言必乱，以表虚里实故也。下之愈，宜大承气汤。

220.二阳并病，**太阳证罢**，但发潮热，手足漐漐汗出，大便难而谵语者，**下之则愈**，宜大承气汤。

152.太阳中风，下利呕逆，**表解者，乃可攻之**。其人漐漐汗出，发作有时，头痛，心下痞鞕满，引胁下痛，干呕短气，汗出不恶寒者，此表解里未和也。十枣汤主之。

上述条文都强调了先表后里的原则，表不解，不能单纯治疗阳明病，必须先表后里或表里双解。大青龙汤、麻杏甘石汤、葛根芩连汤等都是表里合病的代表方，后世防风通圣散、双解散等，也都是表里双解治法的代表方。

叶天士讲的"在卫汗之可也，到气才可清气"。也是这个道理，有卫分（表）的时候，不能单纯清气，必须先表后里或表里双解。到了气分（阳明病），才能单纯清热，从气分论治。

（2）吐、下、清，都是祛邪的，注意中病即止。

表证的时候，通过调节麻黄与桂枝的比例，可以达到不同的发汗解表力度。阳明腑实证，通过调节枳实、厚朴、芒硝的比例，也可以形成大承气汤、小承气汤、调胃承气汤，达到不同的攻下腑实的力度。

大承气汤方后注，反复强调"得下，余勿服""若更衣者，勿服之"等，强调治疗以知为度。因为汗、吐、下三法过度应用，都能损伤津液、阳气，所以古人有"好汉不禁三回拉"等说法。以合适的力度达到祛邪，邪去而不伤正，就是最好的。

清热的治法，过度也容易寒凉损伤脾胃。正如吃一个馒头就饱了，没必要吃第二个。穿一件衣服不冷的时候，就没有必要穿第二件。吃饱而不撑胀，穿衣暖和而不燥热。

并不是药物的剂量越大越好。用最小的剂量达到汗出、达到攻下，祛邪而不伤正，就是最合适的剂量。用生麻黄10g能够发汗解表，就不用15g，同样道理，大黄10g能够攻下祛邪的，就不用15g。

在表证篇提出过一个原则，为了更好地达到治疗效果，阳证（正气不虚）的情况下，汗、吐、下三法祛邪，在保证安全的前提下，药物剂量可以适当加量，采取少量频服，中病即止，能够快速达到疗效又不至于过度治疗。但同样强调中病即止，并不违背适度原则。

（3）配伍用药，始终呵护胃气。

阳明之为病，胃家实是也。虽然阳明病本身正气也实，但治法都是清热、攻下等，需要注意不要损伤正气，要呵护胃气。胃气，其实就是正气、津液。清热代表方白虎汤中除了石膏、知母清热，还要有粳米、甘草护胃，就是这个道理。

我们也提过一个观点，白虎汤类方是以白虎加人参汤为核心方，若气阴损伤不著，则去人参，只用粳米、甘草来一定程度上替代人参益气生津、护胃的作用。

阳明病迁延日久，邪热可以耗伤正气，正如火炉上面的一锅水，锅里的水会越来越少，清热祛邪的时候还要照顾到正气（津气）。白虎汤到白虎加人参汤、竹叶石膏汤、麦门冬汤，就是一个动态的病机演变过程。

需要注意。大承气汤证迁延不解，同样可以耗伤正气，由腑实证的邪实正实传变为邪实正虚的危险证候，就有了黄龙汤、新加黄龙汤的扶正祛邪攻下，甚至有用独参汤送服大承气汤的极端例子。

无论阳证，还是阴证，都应很重视正气的问题，始终权衡正邪双方的轻重虚实，来确定最终处方，达到祛邪而不伤正、邪去正安的治疗目的。

（4）药物的配伍。

里实证，需要攻下祛邪，但邪实的证型不同，具体治疗和配伍就不同，需要围绕大黄，配合不同的药物来发挥不同的作用。

大黄只是一个祛邪药，就看怎么配伍。大黄配厚朴、枳实、芒硝，除腹胀满、攻下腑实。配合黄连、黄芩，清心火而治心下痞。配合甘遂，就能逐热泄水治疗大陷胸汤证。配伍桃仁、水蛭、虻虫，就能攻逐瘀热治疗阳明蓄血证。

生石膏辛寒清热，是治疗阳明里热的代表药物，和麻黄配伍就能治疗太阳阳明合病的表寒里热，和小柴胡汤配伍，就能治疗少阳阳明合病的无形之热。

至此，里阳证阳明病篇解读完毕，后续里阴证太阴病篇的解读，敬请关注。关注《胡希恕经方医学》微信订阅号，一起传承经方，做一代经方传人！

第51节 阳明病治疗的注意事项